Der Schädelschuß

Kriegschirurgische Skizze

von

Dr. Hermann Simon
Assistenzarzt der chir. Abt. des Allerheiligen-Hospitals Breslau
z. Zt. Stabsarzt in einem Feldlazarett

Mit 16 Textabbildungen

Berlin
Verlag von Julius Springer
1916

Herrn Oberstabsarzt d. R. Dr. Beckh

in aufrichtiger Verehrung und bundesbrüderlicher Freundschaft

gewidmet.

ISBN-13: 978-3-642-90416-5 e-ISBN-13: 978-3-642-92273-2
DOI: 10.1007/978-3-642-92273-2

Softcover reprint of the hardcover 1st edition 1916

Vorwort.

Die vorliegende Skizze ist im Feldlazarett entstanden: diesen Umstand bittet der Verfasser bei der Lektüre im Auge zu behalten, da darin manche auch ihm nicht verborgen gebliebene Unvollkommenheit ihre Erklärung findet. Es wird damit auch keineswegs angestrebt, das im Titel bezeichnete Thema nach Art eines Handbuches vollkommen erschöpfend zu behandeln, wie dies beispielsweise die auch vom Verfasser ausgiebig zu Rate gezogene Monographie Holbecks tut; ein derartiges Beginnen müßte allein an der zurzeit gegebenen Unmöglichkeit, die Literatur in größerem Maßstabe zu benutzen, scheitern. Die Absicht des Autors ging lediglich dahin, die den Befund und Verlauf der Schädelschüsse bestimmenden pathologisch-anatomischen und klinischen Einzelheiten kurz zu entwickeln und dadurch das Bild des Schädelschusses in großen Zügen zu zeichnen. Gleichzeitig sollten die eigenen Erfahrungen des Autors über die Behandlung niedergelegt werden.

Unter den Verhältnissen des Feldes geschrieben und diese in erster Linie berücksichtigend, will so das Büchlein den behandelnden Arzt, dem häufig Zeit und Gelegenheit zum eigenen Studium der einschlägigen Fragen fehlen, über dieses wichtige Kapitel der Kriegschirurgie orientieren.

Dr. Hermann Simon.

Inhaltsverzeichnis.

I. Allgemeines.

Entsprechend der anatomischen Einteilung des Schädels in einen Gehirn- und einen Gesichtsteil können wir auch die Schußverletzungen desselben trennen in solche, die den Gehirnschädel und solche, die den Gesichtsschädel betreffen. Die Schußverletzungen des Gesichtsschädels besitzen wenig gemeinsame Züge, Art und Sitz der Verletzung schaffen hier stets verschiedene, miteinander kaum verwandte Krankheitsbilder. Die Verletzungen des Gehirnschädels haben dagegen das Gemeinsame, daß ihre Schwere stets durch den Grad der Mitbeteiligung des Gehirns bedingt wird. So erhalten wir, im Grunde genommen, stets das gleiche Krankheitsbild, das nur graduelle Unterschiede aufweist, je nachdem eine leichtere oder schwerere Beeinträchtigung des Gehirns stattgefunden hat. Aus diesem Grunde ist eine gemeinsame Besprechung dieser wohl möglich, während eine Bearbeitung der Schüsse des Gesichtsschädels sich in eine Reihe wenig zusammenhängender Einzelschilderungen auflösen müßte. Die folgenden Ausführungen beschäftigen sich ausschließlich mit den Schußverletzungen des Gehirnschädels.

Auch in der damit gegebenen Beschränkung bildet der Schädelschuß im Kriege ein häufiges Vorkommnis. Ich will davon absehen, Zahlen anzuführen, die den prozentualen Anteil der Schädelschüsse unter den Schußverletzungen überhaupt angeben. Einmal liegt dies außerhalb des Rahmens dieser Studie, die sich im wesentlichen auf die eigenen Beobachtungen des Verfassers stützen will, dann aber fehlen bis heute solche genauen Berechnungen über die Verteilung der Verwundungen auf die einzelnen Körperteile überhaupt. Die Beobachtungen, die der Einzelne gelegentlich macht, besitzen nur geringen allgemeinen Wert, weil sie zu sehr vom Standort des Beobachters abhängen. Auf jeder der zahlreichen

Etappen vom Schlachtfeld bis zum Reservelazarett der Heimat findet eine Siebung des Materiales statt, die dessen Zusammensetzung ständig verändert. Es liegt auf der Hand, daß infolgedessen eine objektive Statistik nur auf dem Schlachtfeld selbst gewonnen werden könnte, wo bereits die erste und einschneidendste Siebung durch Ausscheiden der Gefallenen eintritt. Gerade für die Schädelschüsse trifft dies in hohem Maße zu, da zweifellos ein hoher Prozentsatz derselben — so die überwältigende Mehrzahl aller Nahschüsse — im unmittelbaren Anschluß an die Verwundung stirbt. Abgesehen von den beinahe unüberwindlichen Schwierigkeiten, die sich derartigen Nachforschungen entgegenstellen, würde übrigens auch dann noch das Resultat durch die Art der strategischen Operationen, Stellungs- oder Bewegungskrieg, die Phase des Gefechtes, Angriff, Verteidigung oder Geplänkel von Graben zu Graben, Überwiegen des Artillerie- oder des Infanteriekampfes stark beeinflußt werden. Wir müssen uns also einstweilen mit der Feststellung begnügen, daß Schußverletzungen des Gehirnschädels in allen Gefechtslagen häufig vorkommen und daß jeder Arzt, gleichgültig wo er arbeitet, häufig genug in die Lage kommen wird, derartige Verletzungen zu behandeln.

Das Fehlen einwandsfreier Zahlen über die prozentuale Häufigkeit und die primäre Mortalität der Schädelschüsse verhindert auch die Berechnung der Allgemeinprognose derselben. Auch hier müssen wir uns daher einstweilen mit einigen allgemeineren Feststellungen begnügen. Zunächst ist zu betonen, daß diesbezügliche Schlüsse, die sich auf das Beobachtungsmaterial der hinteren Sanitätsformationen gründen, naturgemäß zu günstig ausfallen müssen und um so mehr täuschen, je weiter von der vordersten Linie der Beurteiler entfernt ist. Die Schädelschüsse, die überhaupt das Feldlazarett oder noch weiter rückwärts gelagerte Formationen lebend erreichen, stellen bereits eine Auslese von verhältnismäßig günstig liegenden Fällen dar. Umgekehrt muß darauf hingewiesen werden, daß die namentlich in Laienkreisen weit verbreitete Ansicht von der absoluten Ungünstigkeit der Schädelschüsse glücklicherweise heute keineswegs mehr zu Recht besteht, indem doch ein nicht zu unterschätzender Prozentsatz dieser Verwundeten mit dem Leben und teilweise mit recht geringem oder sogar ohne jeden Funktionsausfall davonkommt. Die Rolle, die die Art des Schädelschusses bei der Vorhersage spielt, wird weiter unten gewürdigt werden; hier sei nur noch darauf hingewiesen, daß wir in der Anwendung der richtigen Behandlung das Mittel besitzen, um bei einer Reihe von Fällen den Ausgang zum Guten zu wenden.

Der Schädelschuß tritt in einer den Beobachter zunächst verwirrenden Mannigfaltigkeit von einzelnen Formen auf. Wer deshalb anstrebt, dieses interessante und wichtige Gebiet einigermaßen zu überblicken, wird einer sinngemäßen Einteilung nicht entraten können. Dieses Bedürfnis ist jederzeit empfunden worden und hat zu einer Reihe von Vorschlägen geführt, ohne daß bisher ein System sich vollständig einbürgern konnte.

Die Prinzipien, die sich als Grundlage zu empfehlen scheinen, sind ja verschiedener Art. Nahe lag es, die Art des verwundenden Geschosses zu benutzen. Hier hat sich aber gezeigt, daß die gesetzten Unterschiede doch nicht genügen, um zwanglose Gruppen zu schaffen. Die durch die Schrapnellfüllkugel verursachten Verletzungen haben manche Eigenheiten, dagegen ist z. B. der Unterschied zwischen den Infanteriegeschoßverletzungen und denen durch Granatsplitter nicht elementar genug, um darauf eine Einteilung zu basieren.

Am meisten Anhänger hat mit Recht eine Einteilung gefunden, die ohne Berücksichtigung der Geschoßart das Verhältnis der Geschoßflugbahn zum getroffenen Objekte, dem Schädel, zugrunde legt. Die Flugbahn des Geschosses können wir fast immer rekonstruieren; wir dürfen sie auch bei den verschiedenen Artilleriegeschossen im allgemeinen als geradlinig ansehen. Denken wir uns nun den Schädel als Hohlkugel, deren Projektion der Kreis ist, so ist das Problem reduziert auf die Beziehungen einer Geraden zum Kreis. Die Berührungsmöglichkeiten sind damit gegeben und es ist nur folgerichtig, die in der Geometrie gebräuchlichen Ausdrücke ohne weiteres für unseren Zweck zu übernehmen. So haben wir den Tangentialschuß, wenn die Geschoßbahn den Schädel streift, wie die Tangente den Kreis, den Diametralschuß, wenn die Geschoßbahn den Schädel in der ungefähren Richtung eines seiner Durchmesser durchsetzt, den Segmentalschuß, wenn der den Schädel passierende Schußkanal einen kürzeren Weg wählt und dadurch, auf den Kreis übertragen, ein Segment von diesem abschneidet.

Wir haben bisher angenommen, daß das Geschoß Kraft genug besaß, den eingeschlagenen Weg zu vollenden, so daß ein Durchschuß entstand. Häufig aber ist dies nicht der Fall, das Geschoß bleibt im Schädelinnern stecken oder erschöpft seine Kraft bereits beim Aufschlag auf die Schädelwand. Im ersteren Falle entsteht der Steckschuß, im letzteren kann man vom Prellschuß sprechen. Ich gebe zu, daß die letztgenannte Bezeichnung nicht besonders glücklich gewählt ist, da wir unter Prellung eines Knochens meist eine Verletzungsform verstehen, die zu keiner stärkeren Kontinuitätstrennung desselben geführt hat. Unter den Prellschüssen müssen wir dagegen folgerichtig neben den oberflächlichen Formen, die diesen Namen mit Recht tragen, auch Schüsse einbegreifen, bei denen vollkommene Zertrümmerung des Knochens mit Depression von Knochenteilen stattgefunden hat; maßgebend ist für diese Schußform nur, daß das Geschoß nicht ins Schädelinnere eingedrungen ist, sondern in den Weichteilen oder zwischen den Knochenfragmenten stecken blieb oder sogar vom Schädel wieder zurücksprang.

Schließlich hat die Einteilung noch zu berücksichtigen, daß das Geschoß auch einmal durch die Schädelbasis eindringen kann; demnach gliedern sich die Schädelschüsse noch in die (häufigeren) Konvexitätsschüsse und die (seltener zur Beobachtung gelangenden) Basisschüsse.

Nach den entwickelten Einteilungsprinzipien haben wir also zu unterscheiden zwischen:

1. Tangentialschüssen, Segmentalschüssen, Diametralschüssen.
2. Prellschüssen, Steckschüssen, Durchschüssen.
3. Konvexitätsschüssen, Basisschüssen.

Eine weitergehende Differenzierung der Einteilung ist meiner Ansicht nach überflüssig, ja sogar direkt schädlich. Wer gar zu ängstlich bemüht ist, alle irgend möglichen Formen zu berücksichtigen, wird schließlich zur Konstruktion eines derart komplizierten Systems kommen, daß das Hauptererfordernis, die Übersichtlichkeit, fehlt. Eine ideale Einteilung ist eben beim Schädelschuß, wie bei allen direkt entstehenden Verletzungen, infolge der unbegrenzten Variabilität der angreifenden äußeren Gewalt überhaupt unmöglich. In praxi kommt es aber auch gar nicht darauf an, jeden einzelnen Fall möglichst genau zu klassifizieren, sondern unser Ziel muß sein, prognostisch und therapeutisch ähnliche Fälle in die gleichen Gruppen zusammenzustellen. Hierzu reicht aber die oben gegebene Einteilung im großen ganzen aus. Grenzfälle gibt es natürlich überall, dies aber um so mehr, je subtiler das Einteilungssystem ausgearbeitet ist.

Bisher und auch in der Folge ist nur von Schüssen die Rede, die den Schädelknochen selber in Mitleidenschaft gezogen haben. Fälle, bei denen nur die Haut oder die übrigen Weichteile verletzt wurden, bleiben außer Betracht. Die praktische Unterscheidung ist ja nach dieser Richtung oft nicht leicht, manchmal sogar zunächst unmöglich, da anatomische Residuen der Knochenverletzung fehlen können und erst die Reaktion des Gehirns auf das stattgehabte Trauma hinweist. So wird man gelegentlich gezwungen werden, eine Knochenverletzung nachträglich anzunehmen, wo man sie zunächst ausschließen zu können geglaubt hatte. Dies wird aber auch nicht anders, wenn man eine Gruppe „Weichteilschüsse des Schädels" — eigentlich ein Widerspruch in sich — einführt.

II. Mechanisches, Physiologisches und Pathologisch-Anatomisches.

Die Geschoßwirkung äußert sich beim Schädelschuß ebenso wie bei den Schußverletzungen anderer Körperteile durch die Zermalmung der getroffenen Gewebsteile. Außerdem aber tritt bei manchen Schädelschüssen eine an den übrigen Organen meist nicht so deutlich erkennbare Wirkung in Erscheinung, die man als explosive oder besser als Sprengwirkung bezeichnet. Es kommt unter gewissen, später zu erörternden Bedingungen zu einer starken Beeinflussung auch der vom Geschoß nicht direkt getroffenen Teile des Schädels und Gehirns. In den extremen Fällen tritt eine Berstung der Schädelkapsel ein, aus der große Teile des Gehirns hinausgeschleudert werden. Ein typisches Beispiel dieser Sprengwirkung bilden die sogenannten Krönleinschen Schädelschüsse, die eine typische Selbstmörderverletzung darstellen, aber auch im Gefecht auf nahe Distanz (20—30 Schritt) beobachtet sind und deren experimentelle Erzeugung gleichfalls gelungen ist. Der Schußkanal verläuft dabei in der Nähe der Schädelbasis, trotzdem ist die Schädelkapsel im Bereich der Konvexität geborsten und hat das meist unversehrte Großhirn austreten lassen. Mitunter äußert sich die Sprengwirkung auch dadurch, daß der Schädel in seinen Nähten platzt. So schildert Friedrich einen Fall, bei dem der in die Mundhöhle eingedrungene Nahschuß nur einen kleinen Ausschuß in der Scheitelbeingegend setzte, gleichzeitig aber den Schädel in der Koronar-, Lambda-, Oberkiefer-, Schläfenbein- und Pfeilnaht gesprengt hatte.

Durch die Verwertung zahlreicher Beobachtungen (und Anstellung ausgedehnter Schießversuche) ist man heute in der Lage, den Entstehungsmodus dieser und ähnlicher Verletzungsformen zu erklären. Wir müssen dazu neben der in der Zertrümmerung der getroffenen Gewebsteilchen sich äußernden Durchschlagskraft des Geschosses noch eine Seitenwirkung desselben annehmen. Dieselbe entsteht durch das Auseinander- und Beiseitedrängen der Teilchen, die den dadurch erhaltenen Stoß an ihre Nachbarschaft weitergeben und so auf große Entfernung hin fortleiten. Dieser „Seitenstoß“ äußert sich nach allen Richtungen, am stärksten allerdings in der allgemeinen Schußrichtung; er kann bei genügender Stärke kolossale Zerstörungen veranlassen.

Mit dieser Seitenwirkung des Geschosses haben wir also bei allen Schußverletzungen zu rechnen: tatsächlich sehen wir auch an anderen Körperteilen und Organen unter gewissen Umständen gelegentlich explosionsartige Wirkung des Geschosses. Daß am Schädel die Sprengwirkung besonders leicht zustande kommt, ist wohl in den anatomischen und physikalischen Eigenschaften der in Betracht kommenden Gewebe begründet. Der hohe Wassergehalt der Hirnsubstanz und die Anwesenheit beträchtlicher Flüssigkeitsmengen in Form der Cerebrospinalflüssigkeit legen es nahe, hydrodynamische Vorgänge anzunehmen; wir wollen indes auf die Erörterung der zahlreichen Hypothesen verzichten und uns lieber der praktisch wichtigen Frage zuwenden, unter welchen äußeren Bedingungen der Eintritt der Sprengwirkung zu erwarten ist.

Unter diesen spielt die Geschoßgeschwindigkeit eine Hauptrolle. Dies ist ohne weiteres verständlich: je größer die Geschwindigkeit, desto kräftiger der Seitenstoß. Nun ist aber die Geschwindigkeit des Infanteriegeschosses im allgemeinen abhängig von der Entfernung, aus der der Schuß abgegeben wurde. Man hat also zwischen Fern- und Nahschüssen zu unterscheiden. Die schlechte Prognose der letzteren ist vor allem auf Rechnung der zu erwartenden Sprengwirkung zu setzen.

Es lag nun nahe, festzustellen, bis zu welcher Entfernung das moderne Infanteriegeschoß noch Sprengwirkung hervorbringen kann. Diese „Zone der explosiven Wirkung“ wird von den meisten Autoren auf 400—500 m ausgedehnt, andere geben noch höhere Zahlen an. Eine größere praktische Bedeutung besitzt allerdings diese Zoneneinteilung kaum, da nur wenig Verwundete genau angeben können, aus welcher Entfernung sie getroffen wurden. Außerdem kommen neben der Geschwindigkeit des Geschosses noch andere Momente für das Zustandekommen der Sprengwirkung in Frage. Eine Rolle spielt zum Beispiel auch die Form, das Kaliber des Geschosses. Auch das ist leicht zu begreifen: mit dem Querschnitt wächst die Menge der verdrängten Gehirnteilchen, mit dieser die Kraft des Seitenstoßes. Von diesem Gesichtspunkt aus waren die früher gebräuchlichen großkalibrigen Geschosse gefährlicher als die modernen kleinkalibrigen, deren erhöhte Geschwindigkeit allerdings diesen Vorzug wieder ausgleicht. Übrigens erleidet auch das kleinkalibrige Geschoß eine Querschnittsvergrößerung, wenn es deformiert ist oder aus seiner normalen Flugbahn abgelenkt wird (Querschläger!). Schließlich kommt es noch auf die Länge des Schußkanales an, weil ja auch mit dieser die Menge der verdrängten Hirnteilchen zunimmt. Hieraus ergibt sich schon, daß ceteris paribus der Diametralschuß mit seinem langen Schußkanal eher Sprengwirkung entfalten wird als der Tangentialschuß. Wir erkennen nun auch, daß bei den Krönleinschen Schädelschüssen der an der Schädelbasis entlang führende lange Schußkanal eine ausschlaggebende Rolle spielt. Zusammenfassend können wir sagen: Die Gefahr und der Grad der Sprengwirkung wächst mit der Geschwindigkeit des Geschosses, mit dessen Querschnitt und mit der Länge des Schußkanals.

Ebenso wie beim Infanteriegeschoß kann natürlich auch bei den verschiedenen Artilleriegeschossen Sprengwirkung eintreten, wobei dieselben Momente in Betracht kommen. Genaue Regeln für das Zustandekommen derselben lassen sich dabei natürlich noch weniger aufstellen.

Da die Sprengung des Schädels meist sofort zum Tode führt, werden nur die Schädelschüsse Gegenstand ärztlicher Behandlung werden, bei denen eine nennenswerte Sprengwirkung nicht eingetreten ist. Aus dem oben Ausgeführten ergibt sich bereits, welche Schußformen hierfür in Betracht kommen. In erster Linie handelt es sich um die Tangentialschüsse, die auch als extreme Nahschüsse Sprengwirkung meist vermissen lassen. Die Durchschüsse, die wir in Behandlung bekommen, waren wohl meist Fernschüsse; ähnlich liegen die Verhältnisse bei den Prell- und Steckschüssen, deren Geschosse durch eine lange Flugbahn oder infolge der Überwindung anderer Widerstände (Durchschlagen von Deckungen!) starke Einbuße an lebender Kraft erlitten haben müssen.

Ich wende mich nunmehr zu den anatomischen Veränderungen, die sich bei diesen Schüssen vorfinden.

Über die Veränderungen der Haut und der übrigen Weichteile ist wenig zu sagen. Je nach der vorliegenden Schußform finden wir entweder eine einzige Wunde oder wir können Ein- und Ausschuß, durch unverletzte Hautpartien getrennt, unterscheiden.

Wichtiger sind die Veränderungen, die das Geschoß am Knochen hinterläßt. Sie werden in erster Linie bestimmt durch die Richtung, in der das Geschoß auf den Knochen auftrifft. Infolgedessen gestattet uns umgekehrt der Befund am Knochen den Schußverlauf und damit die vorliegende Schußform zu erkennen.

Trifft das Geschoß annähernd senkrecht auf den Knochen und besitzt es noch Kraft genug, ihn zu durchschlagen, so erhalten wir die typische Lochfraktur des Schädelknochens, deren Durchmesser mit dem Kaliber des Geschosses ungefähr übereinstimmt. Verläßt das Geschoß den Schädel in ähnlicher Weise, so entsteht dort wieder eine Lochfraktur. Der Ausschuß kann, muß aber nicht größer sein als der Einschuß.

Leicht verständlich ist auch der Modus bei der tangentialen Verwundung des Knochens, nur sind hier bereits verschiedene Befunde zu erwarten, je nachdem eine oberflächliche oder innigere Berührung zwischen Geschoß und Knochen stattgefunden hat. Im ersten Falle reißt das Geschoß eine mehr oder weniger tiefe Rinne in den Knochen, ohne ihn vollständig zu spalten; die Schädelkapsel bleibt also geschlossen. Ein höherer Grad ist gegeben, wenn das Geschoß die Schädelkapsel in ihrer ganzen Dicke eröffnet, so daß also im Knochen nicht mehr eine Rinne, sondern ein länglicher Spalt entsteht, der das Schädelinnere freilegt. Den höchsten Grad haben wir schließlich vor uns, wenn auch die Gehirnoberfläche aufgerissen ist und eine Geschoßfurche aufweist.

In analoger Weise verändert der Prellschuß den Knochen. Das aufschlagende Geschoß verursacht entweder nur eine Delle im Knochen, ohne seine Kontinuität vollständig aufzuheben oder es hat Kraft genug, ein oder mehrere Knochenstücke vollständig aus ihrer Umgebung zu lösen und nach Art einer Depression ins Schädelinnere zu drücken. Wird dabei auch die Dura zerrissen und das Gehirn verletzt, dann ist ein dem höchsten Grade des Tangentialschusses entsprechender Zustand geschaffen.

Nach dem jeweilig vorliegenden Knochenbefunde können wir also sowohl beim Tangentialschuß als auch beim Prellschuß 3 Grade unterscheiden, deren Merkmale oben angedeutet wurden. Beim Tangentialschuß hat allerdings die Unterscheidung eines 2. und 3. Grades lediglich theoretisches Interesse, da auch beim 2. Grade, wo das Geschoß selbst das Gehirn verschonte, dasselbe meist durch die entstandenen Knochensplitter mindestens ebenso ausgedehnt verletzt wird. Praktischen Wert besitzt eigentlich nur die Abgrenzung der Tangentialschüsse 1. Grades, bei denen die Schädelkapsel überhaupt nicht in ganzer Dicke eröffnet ist. Beim Prellschuß läßt sich die Einteilung in 3 Grade eher auch praktisch aufrecht erhalten, da hier nicht selten trotz vollständiger Eröffnung der Schädelkapsel die Dura unverletzt bleibt.

Außer den geschilderten Dellen, Rinnen, Spaltbildungen und Lochbrüchen an der unmittelbaren Einwirkungsstelle des Geschosses führt der Schädelschuß unter Umständen auch zur Knochensplitterung in der Umgebung. Diese äußert sich in zwei verschiedenen Formen, entweder durch die Entstehung von Bruchlinien, die von der eigentlichen Knochenwunde oft weit in die Umgebung zu verfolgen sind oder als völlige Absprengung einzelner Knochenteile.

In den beim Schädelschuß auftretenden Fraktur- und Fissurlinien haben wir natürlich Analoga der Bruchlinien zu sehen, die sich beim typischen Schädelbruch als Folge der dort meist stumpfen Gewalteinwirkung finden. Für ihre Entstehung und Verlaufsrichtung werden daher wohl auch ähnliche Momente wie dort maßgebend sein. Wir wissen, daß beim Schädelbruch die Bruchlinie durch die anatomischen Verhältnisse stark beeinflußt wird, indem einzelne bekannte schwache Stellen der Schädelkapsel bevorzugt werden, so daß trotz der Verschiedenheit der Traumen eine gewisse Gesetzmäßigkeit der Bruchlinien entsteht. Es wäre eine dankenswerte Aufgabe zu untersuchen, ob auch die den

Schädelschuß begleitenden Bruchlinien sich in dieses System einfügen. Wir hätten dabei den Vorteil, die Art und Richtung der verletzenden Gewalt viel genauer bestimmen zu können, als dies bei den meisten Friedensverletzungen der Fall ist. In Frage kämen natürlich ausschließlich autoptisch geklärte Fälle. Eine interessante diesbezügliche Beobachtung Borsts sei hier einstweilen registriert, daß nämlich besonders ausgedehnte Splitterung der Schädelknochen eintritt, wenn das Geschoß das Tuber parietale verletzt hat.

In seltenen Fällen hat man beim Schädelschuß auch Bruchlinien beobachtet, die jeden direkten Zusammenhang mit der eigentlichen Knochenwunde vermissen lassen. So kann es bei allen Formen der Konvexitätsschüsse zu isolierten Frakturen und Fissuren der Schädelbasis kommen, wobei die schwachen Stellen derselben, namentlich das Orbitaldach und die Siebbeinplatte bevorzugt werden. In der Literatur sind einige Dutzend solcher durch Obduktion sichergestellter Befunde niedergelegt.

Die völlige Loslösung einzelner Knochenteile aus ihrem Zusammenhang mit der Nachbarschaft lernten wir schon bei den höheren Graden des Prellschusses kennen. Das losgebrochene Knochenstück kann alle Bestandteile des Schädelknochens aufweisen. So sehen wir mitunter beim Prellschuß ein aus Tabula ext., Diploë und Tabula interna bestehendes, in sich unverletztes Knochenstück nach dem Schädelinnern zu eingedrückt. Häufiger ist es allerdings, daß dieses im ganzen deprimierte Stück wieder im Bereich der Diploë selbst gebrochen ist, so daß unter dem obersten, aus Tabula ext. und einem Teil der Diploë bestehenden Knochenstück noch ein oder mehrere Stücke liegen, die den Rest des Knochens enthalten. Auch bei den anderen Schußformen finden wir solche Absprengungen von Knochenteilen. Diese Knochensplitter im engeren Sinne weisen in der Regel nur 1 oder 2 Bestandteile des Schädelknochens auf. Besonderes Interesse verdienen die von dem innersten Schädelteil stammenden Internasplitter, die uns noch mehrfach beschäftigen werden.

Die Knochensplitter werden nicht selten weit von ihrem Mutterboden disloziert. Sie können dabei die durch das Geschoß selbst nicht verletzte Dura zerreißen und tief in die Hirnsubstanz eindringen. Dadurch wird der Wirkungsbereich des Geschosses eventuell beträchtlich erweitert. Drehungen der Knochensplitter um ihre Achsen sind häufig zu beobachten. Die lebende Kraft, die ihnen durch das Geschoß erteilt wird, muß mitunter recht bedeutend sein. Kroh beschreibt einen Tangentialschuß, bei dem ein von der Lamina interna des rechten Scheitelbeins stammender Knochensplitter in der linken hinteren Schädelgrube gefunden wurde und demnach beide Großhirnhemisphären und die linke Kleinhirnhälfte durchschlagen hatte. Auch in den Raum zwischen Dura und Schädelinnenfläche können Knochensplitter verlagert werden, ebenso finden wir sie bisweilen in der Umgebung des Ausschusses, zwischen den oberflächlichen Weichteilen liegend.

Die Knochensplitterung kann bei allen Schädelschüssen eintreten, zeigt aber doch bei den einzelnen Formen verschiedene Grade, so daß sich gewisse Regeln aufstellen lassen.

Beim Diametralschuß spielt die Splitterung meist keine große Rolle. Sind Bruchlinien in der Umgebung des Ein- und Ausschusses überhaupt vorhanden, so beschränken sie sich meist auf kleine, radiär verlaufende Fissuren. Auch die Bildung von Knochensplittern im engeren Sinne ist meist nicht besonders ausgiebig. Wir finden sie in der unmittelbaren Nachbarschaft der eigentlichen Lochfraktur, mitunter werden sie auch verschieden weit in den Schußkanal hineingerissen.

Viel stärker ist meist die Knochensplitterung beim Segmentalschuß; namentlich gilt dies für die Bildung von Bruchlinien. Häufig finden wir eine den Ein- und Ausschuß verbindende Fissur. Nicht selten sehen wir auch die ganze zwischen Ein- und Ausschuß befindliche Knochenpartie von zahlreichen Bruchlinien durchzogen, so daß diese nur noch ein System loser zusammenhängender Knochenscheiben bildet. Auch der sogenannte Kalottenschuß, bei dem das segmental angreifende Geschoß einen Teil der Schädel- und Gehirnoberfläche vollständig abgetragen hat, gehört hierher; er wird allerdings nur ausnahmsweise Gegenstand ärztlicher Behandlung sein. Auf die geschilderte Weise können beim Segmentalschuß Zerstörungsbilder entstehen, die hinter den durch Sprengwirkung zertrümmerten Schädeln kaum zurückstehen.

Auch beim Tangentialschuß sehen wir nicht selten Bruchlinien von der eigentlichen Knochenwunde ausgehen. Vor allem aber steht hier die Bildung von Knochensplittern im engeren Sinne im Vordergrunde. Dies gilt nicht nur für die Tangentialschüsse höheren Grades mit vollständiger Spaltung des Knochens, sondern auch für die oberflächlichen Formen, die nur eine Rinnenbildung im Knochen erkennen lassen. Es ist durch zahlreiche Beobachtungen sichergestellt, daß auch hierbei Absprengungen von der Tabula interna vorliegen können, die nicht selten die Verletzungen an der Außenseite des Knochens an Intensität und Ausdehnung weit übertreffen. Ebenso kann beim Prellschuß eine kleine Delle am Knochen einem oder mehreren Internasplittern entsprechen.

Die Ursache dieser Absplitterung haben wir wohl in der Fortpflanzung des Geschoßstoßes in der Flugrichtung oder nach der Seite hin zu suchen. Außerdem ist auch denkbar, daß in manchen Fällen das Geschoß den Schädel in den genannten Richtungen momentan eindrückt, wobei die Interna bricht, während der übrige Teil des Knochens in seine normale Lage zurückkehrt. Da der Schädel, wie wir wissen, einer gewissen Elastizität nicht entbehrt, enthält eine derartige Annahme nichts Gezwungenes. Wie weit die alte Anschauung von der besonders großen Sprödigkeit der Tabula interna der Kritik standhält, soll hier nicht untersucht werden; jedenfalls hat die darauf fußende Bezeichnung der Tabula interna als Tabula vitrea, „Glastafel" den Vorzug, uns ständig an die Möglichkeit der Splitterung zu erinnern und uns die Vorstellung von dem Zustandekommen derselben zu erleichtern. Auf die große praktische Bedeutung der Tatsache, daß auch bei diesen scheinbar oberflächlichen Knochenverletzungen ausgedehnte Zerstörungen an der Innenfläche des Schädels eingetreten sein können, werden wir später zurückkommen.

Unter den Schädigungen, die beim Schädelschuß der Schädelinhalt, das Gehirn, erleidet, sind ohne weiteres verständlich die Veränderungen, die das Geschoß selbst hervorruft, indem es die getroffenen Hirnteilchen zertrümmert und so einen Schußkanal erzeugt, wie er auch bei dem Beschuß anderer Organe entsteht. Die bekannte Empfindlichkeit der nervösen Elemente gegen mechanische Insulte jeder Art macht es begreiflich, daß auch die nächste Nachbarschaft des Schußkanals durch das Geschoß geschädigt wird: die tatsächliche Wirkungszone übertrifft also meist die Zone der unmittelbaren Gewalteinwirkung. Daß unter bestimmten Umständen auch ferner liegende Teile des Gehirns und seiner Kapsel in Mitleidenschaft gezogen werden können, wurde bei der Besprechung der Sprengwirkung ausgeführt.

Die Zertrümmerung der Hirnsubstanz in der Ausdehnung des Schußkanales und die Quetschung des Nachbargewebes tritt bei allen Durch- und Steckschüssen segmentaler oder diametraler Art ein. Wir finden sie auch bei den Tangentialschüssen höchsten

Grades, bei denen ja das Geschoß die Hirnoberfläche direkt verletzt.

Außerdem kann beim Schädelschuß aber auch eine indirekte Schädigung des Gehirns erfolgen. Hierfür kommen in erster Linie die Knochensplitter in Frage, die, wie wir oben gesehen haben, nicht nur bei den die Schädelhöhle eröffnenden, sondern auch bei den oberflächlichen Schüssen eine Rolle spielen. Weiterhin können Blutergüsse eine Kompression des Gehirns vermitteln.

Unter den intrakraniellen Blutungen kommt zunächst die nach übereinstimmendem Urteil allerdings seltene Verletzung der Art. meningea media und ihrer Äste in Betracht. Etwas häufiger beobachtet man subdurale Blutergüsse, die in schalenförmig-flächenhafter Ausbreitung größere Hirnpartien bedecken und durch Kompression derselben vorübergehende oder dauernde Schädigungen derselben herbeiführen können. Gelegentlich kann auch die Blutung im Bereich der Hirnwunde selbst größere Ausdehnung annehmen. Nicht selten entstammt die Blutung einem venösen Sinus. Bei den Konvexitätsschüssen kommt so gut wie ausschließlich der Sinus sagittalis superior in Betracht, der besonders bei den die Mittellinie überschreitenden Tangentialschüssen gefährdet ist. Die Verletzung kann außer dem Geschoß auch durch einen Knochensplitter verursacht sein. Bei Basisschüssen ist natürlich auch mit der Möglichkeit der Verletzung anderer Sinus zu rechnen.

Schließlich kann auch allein durch die Weiterleitung des Stoßes von der Schädelkapsel her eine Schädigung der Hirnsubstanz resultieren, ohne daß Knochensplitter oder Blutergüsse vorhanden zu sein brauchen. Diese reine Hirnkontusion kann ebenso deletäre Folgen haben, wie die anderen Verletzungsmöglichkeiten.

Da die einzelnen Teile des Gehirns hinsichtlich ihrer vitalen und funktionellen Bedeutung durchaus ungleichwertig sind, so ist für den unmittelbaren Effekt neben der Ausdehnung der Zerstörung auch die Lokalisation derselben maßgebend. Die Verletzung der lebenswichtigen Zentren führt natürlich meist unmittelbar zum Tode; andere funktionell bedeutungsvolle Hirnpartien reagieren auf die Verletzung durch gewisse Anzeichen, die man als Herdsymptome bezeichnet und die bei der Besprechung des klinischen Bildes der Schädelschüsse geschildert werden sollen. Hier wollen wir uns mit der physiologischen Grundlage dieser Herderscheinungen beschäftigen.

Es war eine der größten Entdeckungen des vorigen Jahrhunderts, als man erkannte, daß das Gehirn nicht nur ein in seiner Gesamtheit dem ganzen Körper übergeordnetes Zentralorgan darstelle, sondern daß man außerdem in ihm einzelne Bezirke abgrenzen kann, die mit bestimmten körperlichen Vorgängen im Zusammenhang stehen. Durch experimentelle Untersuchung und namentlich durch die Verwertung zahlreicher klinischer und pathologisch-anatomischer Befunde ist diese „Lokalisationslehre" seitdem so ausgebaut worden, daß wir heute auf diesem Gebiete neben manchem Hypothetischen und Unsicheren doch bereits eine Menge feststehender Tatsachen verzeichnen können.

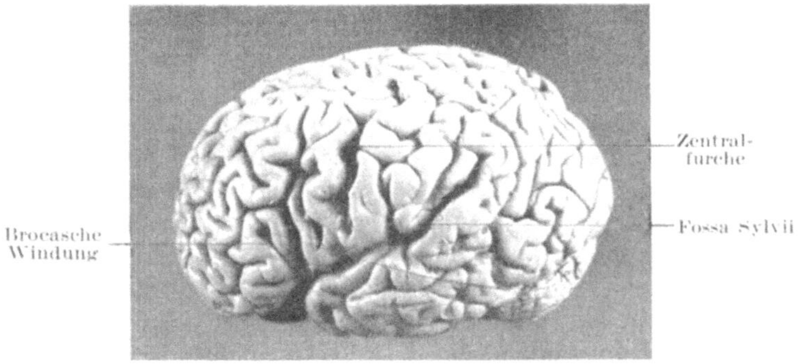

Abb. 1. Gehirn, von der Seite gesehen.

Wir nennen einen Hirnbezirk, der mit einer bestimmten körperlichen Funktion zusammenhängt, das Zentrum derselben. So verstehen wir z. B. unter dem motorischen Zentrum die Hirnpartie, die die Bewegungen des Körpers reguliert, wir sprechen vom Sehzentrum, Gehörzentrum, Sprachzentrum und meinen damit die Teile des Gehirns, die wir aus bestimmten Gründen mit den entsprechenden Sinnesvorgängen in Zusammenhang bringen.

Die meisten Zentren liegen in der Großhirnrinde, also in dem dünnen Mantel von grauer Substanz, der die Gehirnoberfläche bildet. Es genügt daher schon eine verhältnismäßig oberflächliche Verletzung des Gehirns, etwa ein Tangentialschuß, um diese Rindenzentren in Mitleidenschaft zu ziehen und Reizungs- oder Lähmungserscheinungen derselben zu veranlassen. Diese bezeichnen wir als Herderscheinungen, weil sie uns auf Grund unserer Kenntnisse über die Lage der Zentren gestatten, den Herd des Leidens, in unserem Falle also die Stelle der Verletzung, mehr oder weniger genau zu lokalisieren.

Für die Beurteilung der Schädelschüsse ist es deshalb unerläßlich, die Lage der wichtigsten Zentren zu kennen. Hierzu sind einige Reminiszenzen aus der Gehirnanatomie und zwar aus der durch die Furchen und Windungen bestimmten Oberflächentopographie desselben nicht zu umgehen.

Betrachtet man, wie in Abb. 1, das von seinen Häuten entblößte Gehirn von der Seite, so fällt sofort ein tiefer Einschnitt

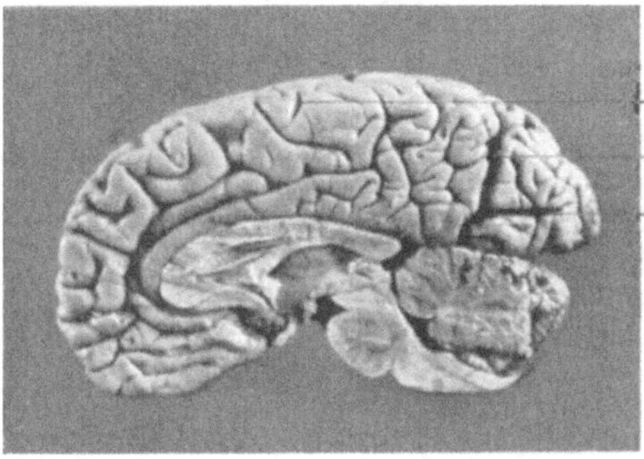

Abb. 2. Gehirn, von der Mittellinie gesehen.

auf, der von vorn unten nach hinten oben verläuft. Es ist das die Fossa Sylvii, die den Schläfenlappen gegen das übrige Großhirn abgrenzt. Im Schläfenlappen verlaufen 2 Furchen parallel mit ihr und zerlegen dadurch die Substanz desselben in 3 Windungen, die man als 1., 2., 3. Schläfenwindung bezeichnet. Auch der Stirnlappen läßt 3 Windungen erkennen, die 2 im ganzen sagittal verlaufende Furchen zwischen sich fassen. Gezählt werden die Furchen hier ebenso wie beim Schläfenlappen von oben nach unten. An der Grenze zwischen Stirn- und Scheitellappen verläuft konstant eine gut ausgeprägte Furche schräg von vorn unten nach hinten oben. Dies ist die Zentralfurche (Sulcus centralis Rolandi, Rolandosche Furche). Die an sie anstoßenden Hirnwindungen bezeichnet man als vordere und hintere Zentralwindung (Gyrus prae- und postcentralis, Gyrus centralis ant. und post.).

Bei der Betrachtung der Großhirnhemisphäre von der Mittellinie aus (Abb. 2) ist das obere Ende der Zentralfurche sichtbar; die sie umgebende Hirnpartie, die also beide Zentralwindungen verbindet, wird Lobus paracentralis, Parazentrallappen genannt. Außerdem fällt an der medialen Fläche des Großhirns die Fissura parietooccipitalis auf, die, wie der Name erkennen läßt, Scheitel- und Hinterhauptslappen voneinander trennt. Von ihr geht unter spitzem Winkel die Fissura calcarina nach hinten ab; der von

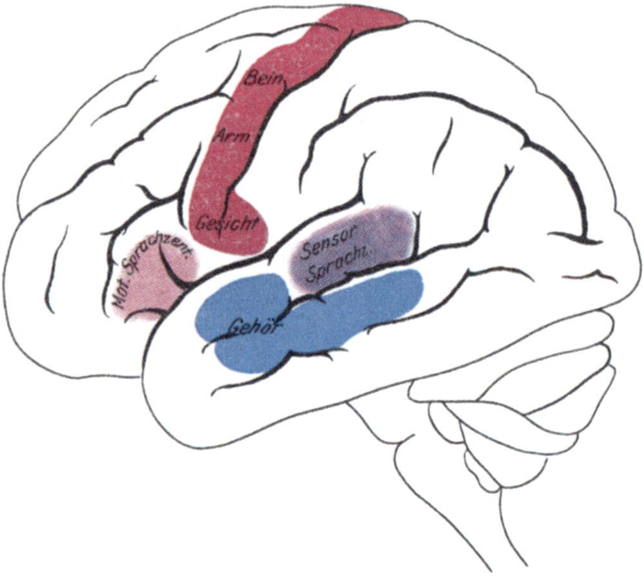

Abb. 3. Rindenzentren der Konvexität.

beiden Fissuren begrenzte Teil der Hirnoberfläche wird Cuneus genannt.

Mit Hilfe dieser Anhaltspunkte können die wichtigsten, in der Klinik der Schädelschüsse in Betracht kommenden Rindenzentren lokalisiert werden.

In der Gegend der Zentralfurche liegen die motorischen Zentren, von denen aus alle Bewegungen des Körpers ihren Impuls empfangen. Da die hier entspringenden motorischen Leitungsbahnen auf ihrem Weg zum Rückenmark eine Kreuzung erfahren, entspricht die motorische Zone der linken Hirnhemisphäre der rechten Körperhälfte und umgekehrt; Lähmungen infolge der Zerstörung dieser Zentren werden daher gekreuzte sein.

In der motorischen Zone sind die einzelnen Zentren so angeordnet, daß die für das Bein am weitesten medial und oben liegen, daß sich ihnen die für den Arm nach unten anschließen, während die Gesichts- und übrige Kopfmuskulatur (Facialis, Hypoglossus, motor. Trigeminus) am weitesten unten lokalisiert ist. Innerhalb dieser einzelnen Zentren ist noch eine weitergehende Differenzierung möglich; es scheint, daß jeder Muskelgruppe ein

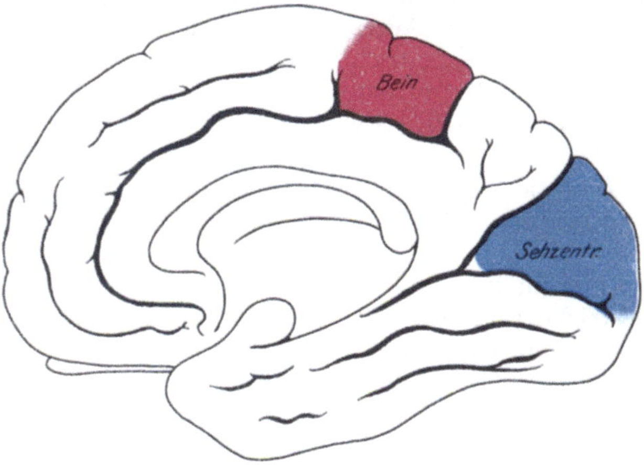

Abb. 4. Rindenzentren an der Medianfläche.

gewisser Rindenbezirk entspricht. Man neigt neuerdings zur Annahme, daß außer dem eigentlichen Gebiet der Zentralfurche vor allem die vordere Zentralwindung mit der Motilität in Zusammenhang steht, während man die hintere Zentralwindung mit der Sensibilität in Beziehung bringt; sicher ist, daß der ganze Parazentrallappen noch zur motorischen Zone gehört.

Für die Sprache kommen 2 verschiedene Zentren in Frage. Das eine nimmt den hinteren Teil der 3. Stirnwindung, die sogenannte Brocasche Windung ein. In diesem motorischen Sprachzentrum findet die Umsetzung der Begriffe in Worte statt. Das sogenannte sensorische Sprachzentrum, das die Erinnerung für die Wortklänge, die „Wortklangbilder“ enthält, wird in den hinteren Teil der 1. Schläfenwindung verlegt. Auch die zwischen beiden Zentren liegende Hirnpartie, insbesondere Teile der den Boden der Fossa Sylvii bildenden Insel (Insula Reilii) sollen an der Sprachbildung beteiligt sein. Die Sprachzentren sind beim Rechtshänder nur an der linken Hemisphäre entwickelt.

Das Gehörzentrum ist in der Rinde des Schläfenlappens und zwar in den oberen Windungen desselben zu suchen.

Das Sehzentrum liegt im Hinterhauptslappen und zwar im Bereich des Cuneus und der Fissura calcarina. Infolge der teilweisen Kreuzung der optischen Sehbahnen im Chiasma entspricht das kortikale Sehzentrum einer Hemisphäre den gleichseitigen Netzhauthälften beider Augen, also das im linken Hinterhauptslappen gelegene Sehzentrum perzipiert die von den linken Retinahälften beider Augen aufgenommenen optischen Eindrücke, die der rechten Gesichtsfeldhälfte entstammen. Näheres s. u. S. 35.

Im Hinterhauptslappen, nach einigen Forschern an der Konvexität desselben, soll auch das Zentrum für die optischen Erinnerungsbilder liegen.

Um nun im Einzelfalle festzustellen, ob eines dieser Zentren in den Wirkungsbereich des Geschosses fällt, müssen wir die wichtigsten, die Lage der Zentren bestimmenden Punkte der Gehirnoberfläche nach außen projizieren können. Für die praktische Verwendung kommen nur Knochenpunkte in Frage, die wir durch die Weichteildecke durchfühlen können, daher sind die Schädelnähte, obwohl sie konstante Beziehungen zur Gehirnoberfläche besitzen, nicht zu verwenden.

Ein einfaches Mittel zur Bestimmung der Zentralfurche ist folgendes. Man verbindet die Nasenwurzel durch eine sagittal verlaufende Gerade mit der Protuberantia occipitalis externa, halbiert diese Linie und findet das obere Ende der Zentralfurche 2 cm hinter dem Halbierungspunkt. Eine weitere, hier abgehende und mit der Sagittallinie einen nach vorn offenen Winkel von $60-70^0$ bildende Gerade zeigt uns dann den ungefähren Verlauf der Zentralfurche nach unten und vorn an. Das untere Ende derselben wird gefunden, indem man auf dem Kiefergelenk eine Senkrechte errichtet und darauf 5 cm nach oben abträgt. Eine auf der Mitte des Jochbogens errichtete Senkrechte trifft in der Höhe von $4^1/_2$ cm den Punkt, wo der kurze vordere und der längere hintere Schenkel der Fossa Sylvii zusammenstoßen; hiernach kann das

Gehörzentrum und die beiden Sprachzentren annähernd lokalisiert werden.

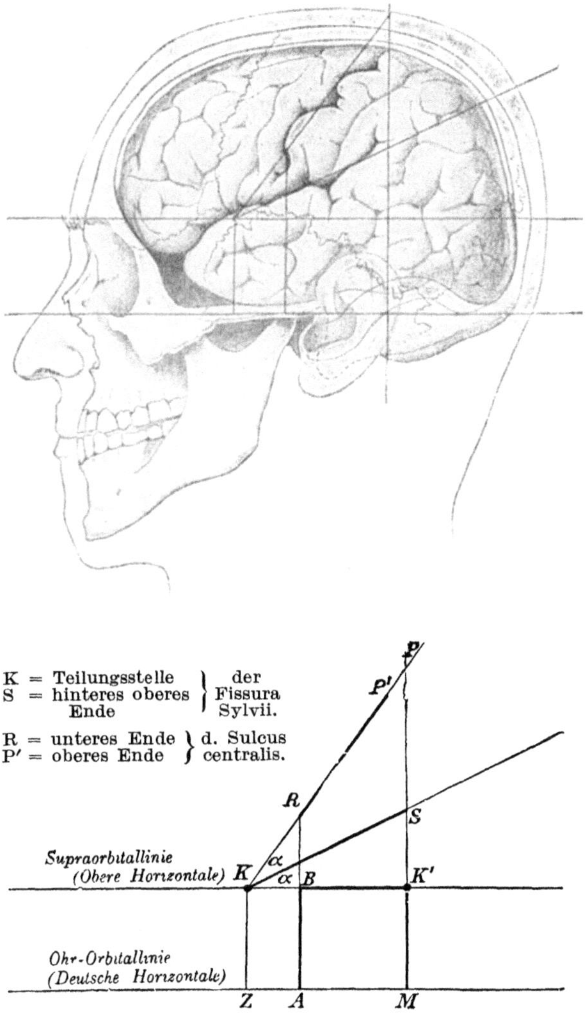

Abb. 5. Krönleinsche Konstruktion zur Bestimmung des Sulcus centralis und der Fissura Sylvii an der Schädeloberfläche.

Mit diesen einfachen Bestimmungsmethoden wird man bei den Schädelschüssen meist ausreichen. Wenn sie nicht genügen, so muß auf eines der komplizierteren Verfahren zurückgegriffen werden, die im Gegensatz zu den oben geschilderten auch die individuelle Verschiedenheit der Schädel- und Gehirnform in Betracht ziehen. Hier empfiehlt sich das von Krönlein eingeführte Verfahren, das gleichzeitig alle wichtigen Punkte und Linien auf die Oberfläche projiziert.

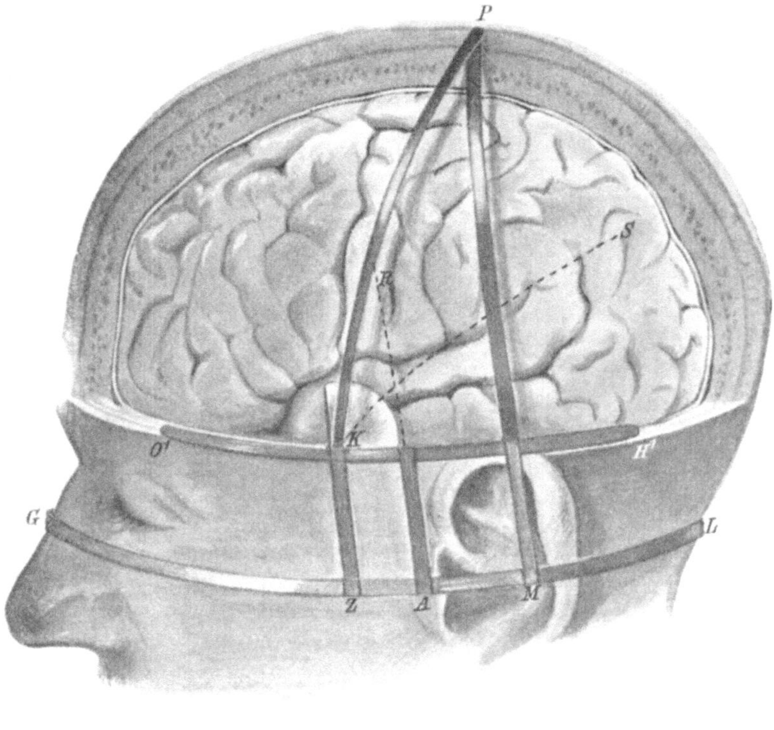

Abb. 6. Kraniometer in situ. (Nach W. Braun im Handbuch der Neurologie I_2).

Zu diesem Zwecke werden zwei Horizontale gezogen; die untere verbindet den Infraorbitalrand mit dem Porus acusticus externus, die obere verläuft mit der ersten parallel durch den Supraorbitalrand. Dann werden drei Gerade errichtet, die vordere von der Mitte des Jochbogens aufsteigend, die mittlere vom Kiefergelenk aus, die hintere hinter dem Warzenfortsatz. Der Punkt, an dem die hinterste Vertikale die Sagittallinie des Kopfes schneidet, wird dann mit dem Kreuzungspunkt der vorderen Vertikalen und oberen Horizontalen verbunden und der dadurch gebildete Winkel durch eine weitere Gerade halbiert. Abb. 5 zeigt ohne weitere Erklärung, wie durch dieses System die wichtigsten Punkte der Hirnoberfläche exakt bestimmt werden.

Beschäftigen wir uns nunmehr mit dem weiteren Schicksal der durch den Schädelschuß gesetzten Wunden, wobei wir zunächst den Eintritt von Komplikationen außer acht lassen.

Über die Wunden der bedeckenden Weichteile können wir uns kurz fassen; sie heilen, wie eben derartige Wunden zur Heilung kommen. Auch die Wunde am Schädelknochen bietet für eine Heilung an sich gute Aussichten. Ist der Defekt klein, so dürfen wir sogar mit einer Knochenneubildung rechnen, die zu einer Restitutio ad integrum führen kann. Größere Defekte, namentlich wenn gleichzeitig die Dura (das innere Schädelperiost!) zu Verlust gegangen ist, werden nur einen bindegewebigen Abschluß erfahren und deshalb stets eine schwache Stelle der Schädelkapsel bilden, die zum Ausgangspunkte späterer Störungen werden kann.

Die ins Schädelinnere versprengten Knochensplitter können während der Heilung spontan nach außen abgestoßen werden. Daneben besteht auch die Möglichkeit, daß derartige Splitter auch einmal aseptisch zur Einheilung gelangen und zwar sowohl im Epiduralraum als auch innerhalb der Hirnsubstanz. Über die Bedeutung der Knochensplitter für den Eintritt der Infektion siehe unten.

Das eben Ausgeführte trifft auch für die übrigen ins Gehirn verlagerten Fremdkörper wie Geschosse und Geschoßteile, Stofffetzen, Haare, grober Schmutz usw. zu. Auch sie können während der Heilung ausgestoßen werden, gelegentlich auch einmal einheilen; meist aber gefährden sie das Schicksal der Wunde durch Herbeiführung und Unterhaltung der Infektion.

Die zertrümmerte oder auf andere Weise stark geschädigte Hirnsubstanz fällt der für das nervöse System typischen Umwandlung, der Erweichung, anheim. Da infolge traumatischer Degeneration auch die Nachbarschaft des eigentlichen Zertrümmerungsgebietes an diesem Prozeß teilnimmt, können recht ausgedehnte Zerfallsherde entstehen. Gelegentlich kann die Erweichung auch einen progredienten Charakter annehmen, wenn die Schädlichkeiten weiter wirken oder neue hinzukommen (Nachblutung, Infektion). Im Bereiche der Erweichung verwandelt sich die Hirnsubstanz schließlich in einen dickflüssigen Brei, der unter Umständen nach außen abfließen kann (Hirnausfluß).

Eine Regeneration nervöser Elemente müssen wir auf Grund unserer derzeitigen Vorstellungen ablehnen: der entstandene Gewebsdefekt kann daher nur durch Wucherung des Stützgerüstes, der Neuroglia, oder durch Bindegewebsneubildung von der Pia und den Gefäßen her ausgefüllt werden. So resultiert schließlich eine mehr oder weniger derbe Narbe oder bei unvollständiger Resorption der Flüssigkeit eine Cyste.

Die Großhirnrinde enthält in den Ganglienzellen die trophischen Zentren vieler nervöser Leitungsbahnen. Eine Zerstörung dieser Ganglienzellen muß daher die Degeneration der betreffenden Bahnen zur Folge haben. So ist z. B. bei Zertrümmerung der Hirnrinde an der vorderen Zentralwindung mit einer bis ins Rückenmark hinabreichenden sekundären Strangdegeneration der zugehörigen Pyramidenbahnen zu rechnen.

Der soeben geschilderte normale Heilverlauf der Schädel-Hirnwunden kann durch eine Reihe von Komplikationen gestört werden. So gut wie alle sind auf die Infektion des Wundgebietes zurückzuführen.

Die alte Streitfrage, ob die Schußwunden als primär infiziert anzusehen sind, ist wohl heute in bejahendem Sinne entschieden. Wir haben also damit zu rechnen, daß auch beim Schädelschuß das Wundgebiet von vornherein durch Infektionserreger verunreinigt ist, wenn sich dies natürlich auch nicht in jedem Falle durch eine ausbrechende Eiterung zu manifestieren braucht.

Außer dieser primären Infizierung kann auch eine sekundäre Infektion der Wunde eintreten. Abgesehen von fehlender oder ungenügender Wundversorgung kommen hier noch einige besondere Gelegenheitsursachen in Frage. Von jeher galt die sogenannte Liquorfistel als ein unangenehmes, die Prognose stark trübendes Vorkommnis. Man versteht darunter den ständigen Abfluß von Zerebrospinalflüssigkeit aus der Wunde. Da die Eröffnung der Hirnventrikel wohl meist tödlich ist, stammt die Flüssigkeit gewöhnlich aus dem Subarachnoidealraum. Neben dem starken Wasserverlust liegt die Gefahr dieses Zustandes darin, daß durch den ständigen Flüssigkeitsverkehr zwischen Gehirn und Außenwelt sehr leicht die Infektion vermittelt werden kann. Dieselbe Rolle spielt unter Umständen der Hirnausfluß, ebenso das Vordrängen unverletzter Hirnpartien, der unten zu schildernde Hirnprolaps.

Die primär oder sekundär zustande gekommene Infektion findet in der Gehirnwunde außerordentlich günstige Entwicklungsmöglichkeiten vor. Die mit zertrümmerter und erweichter Hirnsubstanz, Blutgerinnseln, Knochensplittern und anderen Fremdkörpern angefüllten Wundhöhlen bilden für die Bakterien die denkbar besten Nährböden. Namentlich die Knochensplitter, die ihrer Ernährung beraubt, leicht der Nekrose verfallen, begünstigen und unterhalten die Eiterung. Es entwickelt sich also im Bereich der Hirnwunde ein Abszeß, den wir als akuten traumatischen Hirnabszeß bezeichnen. Wir finden ihn am häufigsten nach Tangentialschüssen in der Form der typischen Rindenabszesse; natürlich kann auch bei den anderen Schußformen Abszeßbildung von jedem Punkt des Schußkanales ausgehen. Sind die Abflußbedingungen ungünstige, so kann der Prozeß der eitrigen Einschmelzung fortschreiten, es entsteht eine eitrige Encephalitis, die durch Senkung, Gefäßthrombose usw. sich ausbreitet. In jedem Stadium kann Einbruch in die Hirnventrikel oder Übergriff auf die Meningen stattfinden; in beiden Fällen pflegt sich der Exitus letalis anzuschließen.

Im Gegensatz zum akuten traumatischen Hirnabszeß, der in den ersten Wochen manifest wird, ist auch mit dem Auftreten von chronischen traumatischen Hirnabszessen („Spätabszessen") zu rechnen, denen ein monate-, ja jahrelang dauerndes Latenzstadium vorausgehen kann. Diese Möglichkeit ist es vor allem, die die Dauerprognose der Schädelschüsse trübt. Besonders gefährdet sind natürlich die Fälle, bei denen Fremdkörper (Knochensplitter, Geschosse und dergl.) im Gehirn zurückgeblieben sind.

Gegen die geschilderten Prozesse tritt die eitrige Meningitis entschieden etwas zurück. Ich meine hier nicht die sekundäre Form derselben, die im Anschluß an die Eiterung im Gehirn als terminale Erscheinung häufig genug zur Beobachtung kommt. sondern die genuine Meningitis. Auffallenderweise schließt sich dieselbe selten direkt an die Verletzung an, obwohl beispielsweise beim Tangentialschuß 3. Grades die weichen Hirnhäute ausgedehnt lädiert und sicher mit Infektionserregern verunreinigt sind. Ob dies nur für die sofort operativ revidierten Fälle zutrifft oder ob andere Ursachen für die allseitig betonte Seltenheit der primären Meningitis nach Schädelschuß maßgebend sind, wage ich nicht zu entscheiden.

Bei dieser Gelegenheit einige Bemerkungen zu der oft vertretenen Anschauung, daß das Gehirn einen besonders hohen Empfänglichkeitsgrad für Infektionen besitze. Wenn damit eine spezifische Eigenschaft der Hirnsubstanz konstruiert werden soll, so kann ich mich dem nicht in vollem Umfange anschließen. Auch das Gehirn besitzt eine gewisse, nicht zu unterschätzende Resistenz gegen Bakterien: gerade das Kapitel der Schädelschüsse liefert Beispiele genug dafür. Die besonderen Umstände, die den Eintritt der Infektion in der Gehirnwunde begünstigen, haben wir oben entwickelt; daß die einmal ausgebrochene Infektion häufig einen verhängnisvollen Verlauf nimmt, ist gleichfalls weniger in der Eigenschaft des Gewebes, als in äußeren Momenten begründet, so z. B. beim Hirnabszeß in der Schwierigkeit, durch entsprechende Drainage gute Abflußbedingungen zu schaffen. Zuzugeben ist, daß alle Heilungsvorgänge im Gehirn durch den Mangel eines hochdifferenzierten, zur Regeneration geeigneten Bindegewebes erschwert und verzögert werden.

Wir haben schließlich noch eine wichtige Erscheinung zu besprechen, die im Verlauf der Schädelschüsse nicht selten auftritt. Häufig beobachten wir nämlich einige Zeit nach der Verwundung eine Steigerung des intrazerebralen Drucks, die zur Volumenszunahme des Gehirns führt. Am deutlichsten tritt diese Erscheinung da zutage, wo eine Lücke im Schädelknochen besteht, also an der Knochenwunde oder an der Operationsöffnung. Hier drängt sich das Gehirn pilzförmig vor, es entsteht der Hirnvorfall (Hirnprolaps). Wir müssen natürlich annehmen, daß auch die in der Schädelkapsel eingeschlossenen Hirnteile mehr oder weniger vollständig an der Volumenszunahme teilnehmen, können dies aber nur durch den unten näher zu schildernden Symptomenkomplex des Hirndrucks feststellen.

Woher kommt diese Steigerung des intrazerebralen Druckes und wie haben wir infolgedessen die ganze Erscheinung zu deuten? Daß das Auftreten des Prolapses und die Zunahme der Hirndruckerscheinungen als Teiläußerungen desselben Vorganges aufzufassen sind, ist wohl nicht zu bezweifeln. Wir gehen wohl nicht fehl, wenn wir bei den meisten Fällen als anatomische Grundlage ein seröses Ödem des Gehirns in der näheren und weiteren Umgebung des Wundgebietes annehmen. Verursacht denke ich mir dasselbe durch entzündliche Vorgänge in der Wunde: ich setze also die Erscheinung analog dem kollateralen Ödem in der Umgebung eitriger Prozesse, etwa — um ein alltägliches Beispiel zu wählen — dem Handrückenödem bei der Sehnenscheidenphlegmone. Dieses Hirnödem muß natürlich zur Raumbeengung im Schädel führen: die Folge ist Hirndruck und Hirnprolaps. Das Ausbleiben oder das Zurückgehen der genannten Erscheinungen dürfen wir also als Zeichen auffassen, daß entzündlich-eitrige Prozesse in der Hirnwunde fehlen bzw. abliefen.

Neben oder außer dem Hirnödem könnte ein Hydrocephalus internus bei der intrazerebralen Drucksteigerung eine Rolle spielen; auch dieser wird wohl am ungezwungensten durch Entzündungsvorgänge im Wundgebiet erklärt. Ob außer den entzündlichen Prozessen auch andere Ursachen ein Hirnödem veranlassen können, lasse ich dahingestellt: in Frage käme rein mechanische Reizung oder chemische Irritation des Gehirns durch differente Arzneimittel oder Verbandstoffe (Jodoformgaze!).

In der Literatur wird der oben geschilderte Vorgang noch verschieden bezeichnet; häufig kann man sich des Eindruckes nicht erwehren, daß klare Vorstellungen über das Wesen desselben fehlen. Man liest von reaktiver Encephalitis, traumatischer Encephalitis, nichtinfektiöser Encephalitis, reaktivem Ödem usw. Ich möchte den Ausdruck Encephalitis vermieden wissen, weil es sich meiner Ansicht nach nicht um eine Entzündung, sondern um Zirkulationsstörungen in der Peripherie eines Entzündungsherdes handelt. Auch liegt die Verwechslung mit den Vorgängen im Wundgebiet, wo die echte Encephalitis, die Entzündung der Hirnsubstanz, in Frage kommt, nahe. Ich empfehle die Bezeichnung „kollaterales Hirnödem", die, wie ich glaube, ohne weiteres verständlich und durchaus eindeutig ist.

Einige Worte noch über den Hirnprolaps. Man darf darunter nur den Vorfall des unverletzten Gehirns durch eine Schädelöffnung verstehen. Es ist durchaus mißbräuchlich und irreleitend, wenn damit, wie mir zuweilen begegnet, der Abfluß zertrümmerter oder erweichter Hirnmassen bezeichnet wird. Letzterer Vorgang ist Hirnausfluß zu benennen, eventuell sei der Ausdruck Cerebrorrhöe empfohlen.

Zum Zustandekommen des Hirnprolapses genügt es, wie man experimentell zeigen konnte, keineswegs, eine Lücke im Schädelknochen oder in der Dura zu setzen; es muß eine Steigerung des intrazerebralen Drucks als Ursache hinzutreten. Diese ist, wie oben ausgeführt, meist durch eine im Gehirn spielende Entzündung verursacht: ein klassisches Beispiel dafür bieten die Hirnprolapse, hinter denen sich Hirnabszesse verbergen. Wichtig ist es, daß die Größe der Schädelöffnung bei der Entstehung des Prolapses keine Rolle spielt; es scheint umgekehrt, als ob kleine Schädellücken die Prolapsbildung begünstigen, große ihr entgegenarbeiten, vermutlich, indem sie als Ventil gegen den gesteigerten Hirndruck wirken. Sicher ist, daß die kleine, schmale Knochenöffnung dem prolabierten Gehirn gefährlich werden kann, da sie dasselbe stranguliert und zur Nekrose bringen kann.

Die Komplikationen, die außer der Infektion in Betracht kommen, haben sämtlich bereits gelegentliche Erwähnung gefunden (Nachblutung, Liquorfistel usw.).

III. Das klinische Bild des Schädelschusses.

Wir wenden uns jetzt zu dem bei der Untersuchung der Schädelschüsse zu erhebenden klinischen Befunde.

Wundverhältnisse.

Für die Beschaffenheit der äußeren Wunden kommt neben der Art des verwundenden Geschosses auch die vorliegende Schußform in Betracht. Bei den Schüssen, die im Gehirn einen richtigen Schußkanal bilden, also bei den Diametral- und Segmentalschüssen, können Ein- und Ausschuß kleine Hautwunden darstellen, deren Größe dem Geschoßkaliber entspricht. Handelt es sich um Durchschüsse, so zeigt die Verbindung von Ein- und Ausschuß den Schußverlauf und damit die voraussichtlich verletzten Hirnpartien an. Mitunter sind die äußeren Wunden auch größer: dann findet man gelegentlich die alte kriegschirurgische Beobachtung, daß der Ausschuß den Einschuß an Größe übertrifft, bestätigt, doch habe ich im ganzen den Eindruck, daß dies bei den Schädelschüssen weniger regelmäßig zutrifft als bei den Schußverletzungen anderer Körperteile.

Die Tangentialschüsse können am Kopfe eine zusammenhängende, längliche Wunde hinterlassen, in deren Tiefe die Knochenwunde sichtbar ist oder wenigstens durch Auseinanderziehen der verklebten Wundränder leicht zu Gesicht gebracht werden kann.

Ein echter Tangentialschuß kann aber auch vorliegen, wenn die Haut getrennten Ein- und Ausschuß aufweist und somit in der Weichteildecke ein richtiger Schußkanal vorhanden ist. Abb. 7 und 8, bei der Operation von Fall 17 aufgenommen, illustrieren dies deutlich. Die Bezeichnung Tangentialschuß bezieht sich also auf den Schädelknochen und nicht auf die Haut des Kopfes. Es kann daher nach der Beschaffenheit der äußeren Wunden mitunter zunächst zweifelhaft sein, ob man einen Tangentialschuß oder eine andere Schußform, etwa einen Segmentalschuß vor sich hat. In frischen Fällen wird diese für die Therapie nicht gleichgültige Frage meist dadurch zu entscheiden sein, daß man beim Tangentialschuß durch die Weichteile hindurch den Knochenspalt fühlt. Wo dies infolge der Schwellung der bedeckenden Teile oder aus anderen Gründen nicht gelingt, wird nur die Spaltung der Weichteilbrücke Klarheit bringen. Der Prellschuß hinterläßt eine meist nicht sehr umfangreiche Wunde, deren Ränder häufig stark gequetscht sind. Auch hier kann es notwendig werden, die Wundränder auseinanderzuziehen oder die Wunde etwas zu erweitern, um Art und Ausdehnung der Knochenverletzung festzustellen.

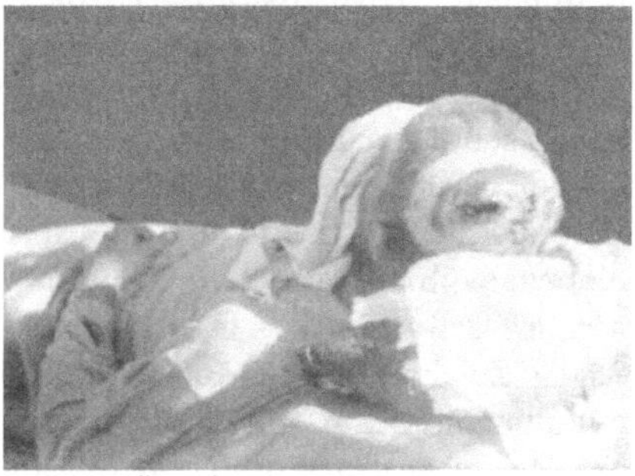

Abb. 7. Fall 17 vor der Operation (kleiner Einschuß, linienförmiger Ausschuß).

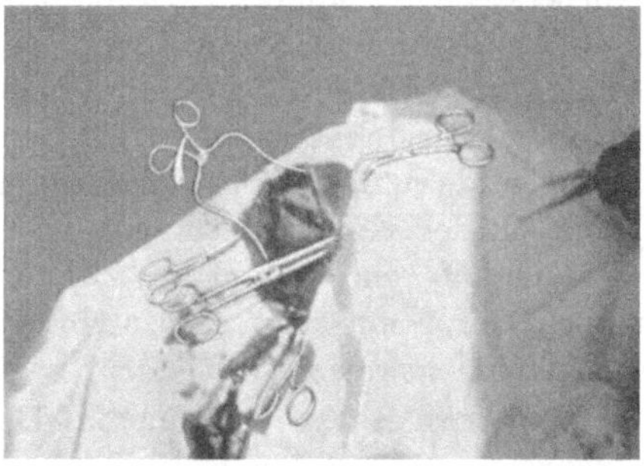

Abb. 8. Weichteilbrücke gespalten. Knochenwunde sichtbar.

Gelegentlich ist es schwierig zu entscheiden, ob ein Prellschuß oder ein kurzer Tangentialschuß vorliegt; selbst der operative Befund genügt nicht immer, diese praktisch übrigens belanglose Frage zu lösen. Wichtiger ist die mitunter ebenfalls erschwerte

Unterscheidung eines Prellschusses vom Steckschuß; absolute Sicherheit gibt dann nur das Röntgenbild.

Mitunter beobachten wir an den Wunden den Abfluß zertrümmerter Hirnsubstanz (Hirnausfluß, Cerebrorrhöe), woraus wir dann schließen müssen, daß nicht nur Knochen und Dura, sondern auch das Gehirn selbst verletzt worden ist. Der Hirnausfluß kann schon sehr bald nach der Verwundung einsetzen, unter hohem Druck vor sich gehen und verhältnismäßig beträchtliche Hirnmassen nach außen befördern. Dabei werden gelegentlich Knochensplitter und von außen ins Gehirn gerissene Fremdkörper herausgeschwemmt. Der Hirnausfluß braucht nicht als ungünstiges Zeichen aufgefaßt zu werden. Wir finden ihn bei allen Schußformen, am seltensten noch beim Prellschuß, da hier selbst bei verletzter Dura die eingedrückten Knochenstücke dem Gehirnbrei meist den Austritt verlegen. Seltener als der Hirnausfluß ist der Abfluß von Zerebrospinalflüssigkeit, die Liquorfistel.

Auch bei fehlender Hautwunde kann übrigens eine Schußverletzung des Schädels vorliegen, wenn das Geschoß durch die Schädelbasis eingedrungen ist. Der Einschuß liegt dann meist im Bereich des Gesichtes, gelegentlich auch einmal an anderer Körperstelle. Handelt es sich dabei um Steckschüsse, so wird die Röntgenuntersuchung Klarheit bringen, in anderen Fällen werden die nervösen Symptome herangezogen werden müssen, um Art und Ausdehnung der Verletzung festzustellen. Im ganzen kommen derartige Fälle wohl selten zur Beobachtung. In der Mehrzahl der Kopfverletzungen ist es daher nicht schwer zu entscheiden, ob eine Läsion des Schädelknochens stattgefunden hat, namentlich wenn man sich nicht scheut, in zweifelhaften Fällen die Wunde etwas zu erweitern.

Schwieriger ist es manchmal, bei nachgewiesener Schädelknochenverletzung anzugeben, ob das Gehirn lädiert ist. Dies gilt namentlich für die oberflächlicher angreifenden Schußformen, die tangential verlaufenden und die Prellschüsse leichteren Grades. Hier haben wir stets daran zu denken, daß trotz des geringen Befundes an der Knochenoberfläche eine ausgedehnte Splitterung der Glastafel vorliegen kann, durch die das Gehirn in Mitleidenschaft gezogen wurde. Auch dabei ist das Röntgenbild heranzuziehen, das bei guter Aufnahme die Knochensplitterung erkennen läßt; auch die Lumbalpunktion kann bis zu einem gewissen Grade verwertet werden (s. unten S. 40). Vor allem aber muß auf Reaktionserscheinungen des Gehirns selbst geachtet werden.

Soviel über die bei der Untersuchung festzustellenden Wundverhältnisse, deren anatomische und pathologische Grundlagen im vorigen Kapitel entwickelt worden sind. Die während der Beobachtung eintretenden Veränderungen des lokalen Befundes sind ebenfalls dort teilweise geschildert worden; außerdem werden wir bei der Besprechung der Therapie darauf zurückkommen.

Nervöse Symptome.

Fast alle Schädelschüsse ziehen den Schädelinhalt, das Gehirn, in Mitleidenschaft. Dasselbe reagiert darauf durch mannigfaltige vorübergehende oder dauernde Erscheinungen, die dem klinischen Bilde des Schädelschusses erst seine Vielgestaltigkeit verleihen. Man kann diese nervösen Symptome zwanglos einteilen in Allgemeinerscheinungen, die auf die Störung der Gesamtfunktion des Gehirns (Bewußtsein, psychische Tätigkeit usw.) hinweisen und in Herderscheinungen, durch die sich die Schädigung eines bestimmten Hirnbezirkes (z. B. der motorischen Zone an der Zentralfurche, des Sehzentrums, der Sprachzentren usw.) äußert.

a) Allgemeinerscheinungen.

Hier ist zunächst die Bewußtseinsstörung zu nennen, die beim Schädelschuß häufig in Erscheinung tritt. Sie kann verschiedene Grade zeigen: von leichter vorübergehender Benommenheit bis zur schwersten langdauernden Bewußtlosigkeit kommen alle Übergänge vor. Daneben ist zu betonen, daß selbst bei ausgedehnter Hirnverletzung die Beeinträchtigung des Bewußtseins auch völlig fehlen kann; dies wird namentlich von Stirnhirnschüssen, gelegentlich aber auch von Schußverletzungen anderer Hirnteile berichtet. Jedenfalls darf das Fehlen der Bewußtseinsstörung nicht dazu führen, eine Verletzung des Gehirns auszuschließen. Meist kehrt das Bewußtsein mehr oder weniger schnell zurück, neuerlicher Bewußtseinsverlust ist von übler Vorbedeutung.

Außer den Bewußtseinsstörungen kommt häufig die Beeinträchtigung der höheren geistigen Funktionen zur Beobachtung. Schon bei der Untersuchung zeigen manche Patienten eine deutliche Apathie und erschweren durch mangelnde Aufmerksamkeit und großes Schlafbedürfnis die Feststellung des Befundes. Recht häufig besteht eine ausgesprochene, langanhaltende retrograde Amnesie für die Begleitumstände der Verwundung. Seltener beobachtet man primär einsetzende Erregungszustände („Delirium traumaticum“); häufiger treten derartige Zustände sekundär auf und künden dann meist den Ausbruch der Infektion an. Bei längerer Beobachtung fallen mitunter Störungen des Intellektes und Veränderungen des Charakters auf: die Patienten lassen eine deutliche Geistesschwäche erkennen, betragen sich kindisch, zeigen unmotivierten Stimmungswechsel usw.

Auch das Erbrechen, das wir ja bei Schädelverletzungen jeder Art beobachten, tritt mitunter unmittelbar nach der Verwundung auf. Sekundär einsetzendes Erbrechen ist häufig durch Infektion bedingt.

Recht häufig sind Klagen über Schwindelgefühl, das lange anhalten kann. Auch Kopfschmerzen werden oft angegeben und können recht hartnäckig sein. Seltener wird über Ohrensausen geklagt.

Größere Bedeutung als diesen zuletzt genannten subjektiven Symptomen kommt den objektiv nachweisbaren Veränderungen zu. Wichtig ist vor allem das Verhalten des Pulses.

Wir beobachten beim Schädelschuß häufig eine deutliche Pulsverlangsamung; dabei können die übrigen Charakteristika des Druckpulses vorhanden sein oder fehlen. Diese Verlangsamung des Pulses ist wohl auf Hirndruck zurückzuführen, durch den das in der Medulla oblongata gelegene Vaguszentrum beeinflußt wird. Daß der Schädelschuß Hirndruckerscheinungen auslösen kann, ist leicht verständlich. Anfangs sind die Blutergüsse, Knochensplitter und andere Fremdkörper für die Raumbeengung im Schädel verantwortlich zu machen, später treten mit dem Eintritt von Komplikationen die Produkte der Entzündung und die Ödeme (kollaterales Hirnödem!) hinzu. Im letzteren Stadium erreicht die Pulsverlangsamung meist höhere Grade als in den frischen Fällen.

Allerdings zeigt durchaus nicht jeder Fall von Hirnschuß Pulsverlangsamung; selbst in Fällen, in denen wir sicher Hirndruck erwarten, kann der Puls normal oder sogar in der Frequenz gesteigert sein. Manchmal mag die durch den Schuß gesetzte Lücke im knöchernen Schädel als Ventil für den gesteigerten Innendruck wirken. In anderen Fällen haben wir schon das Lähmungsstadium im Krankheitsbild des Hirndrucks vor uns, das sich ja durch hohe Pulsfrequenz auszeichnet. Natürlich muß bei der Pulszählung stets die Temperatur berücksichtigt werden; ein normale Zahlen ergebender Puls ist bei erhöhter Temperatur als verlangsamt anzusehen. Dies ist namentlich bei der Beurteilung der infizierten Fälle im Auge zu behalten.

Die Pulsverlangsamung kann recht lange, mitunter wochenlang anhalten. Besonders häufig beobachtete ich dies nach oberflächlichen Schädelschüssen, wo neben gelegentlich geklagten Kopfschmerzen und anderen subjektiven Beschwerden eine lang anhaltende Bradykardie meist mäßigen Grades das einzige objektive Krankheitssymptom darstellte. Ich erkläre mir dies durch das Fehlen des Ventils für den Hirndruck. Keiner dieser Fälle wies eine durchgehende Lücke im Schädelknochen auf; da die Behandlung eine konservative blieb, trat auch keine künstliche Entlastung durch die Operation ein.

Im weiteren Verlaufe der Schädelschüsse kommt übrigens gelegentlich auch Pulsbeschleunigung vor, so daß die Pulskurve mancher Fälle oft einige Wochen hindurch recht beträchtliche Schwankungen aufweisen kann.

Auf Hirndruck ist auch die Stauungspapille zurückzuführen, die wir deshalb zu den allgemeinen Symptomen zu rechnen haben. Nach Best ist sie etwa in der Hälfte aller Schädelschüsse nachzuweisen, frühestens am 3. bis 4. Tage nach der Verwundung. Die Lokalisation des Schusses spielt dabei keine wesentliche Rolle. Ihre Prognose ist im ganzen günstig. Sie ist zweifellos ein wertvolles Symptom, das Beachtung verdient. Auch für den Schädelschuß gilt also der Ausspruch Oppenheims, daß die Unterlassung der ophthalmoskopischen Prüfung bei der Diagnose eines Hirnleidens „gleichbedeutend sei mit der Außerachtlassung der einzigen Öffnung, durch die man in einen geheimnisvollen Raum hineinschauen kann“.

Die im Gefolge der Schädelschüsse auftretenden Symptome allgemeiner Natur sind, im Grunde genommen, die gleichen, wie wir sie auch nach Schädelverletzungen anderer Art zu sehen gewohnt sind. Auch der Schädelschuß führt eben zur Erschütterung, Quetschung und Zertrümmerung von Hirnsubstanz und hat unter gewissen Bedingungen den Symptomenkomplex des Hirndrucks zur Folge. Die Lokalisation des Schusses kommt dabei nicht in Frage, so daß die geschilderten Symptome für die Lokaldiagnose kaum in Betracht kommen. Anders verhält es sich mit den Störungen, die man unter dem Namen Herderscheinungen zusammenfaßt.

b) Herderscheinungen.

Unter diesen stehen die infolge der Verletzung der motorischen Zone auftretenden Motilitätsstörungen an erster Stelle. Es handelt sich dabei entweder um Ausfallserscheinungen, also Lähmungen oder um Reizerscheinungen (Krämpfe, Muskelkontrakturen). Wir beginnen mit der Besprechung der ersteren, die im klinischen Bilde meist überwiegen.

Da die motorische Zone ein sehr großes Gebiet der Hirnrinde einnimmt, ist eine Verletzung derselben in ganzer Ausdehnung sehr selten. Infolgedessen beobachten wir nach Schädelschüssen nur ganz ausnahmsweise totale Hemiplegie (Lähmung einer ganzen Körperhälfte); häufiger ist die partielle Hemiplegie, etwa Lähmung von Arm und Bein, Arm und Fazialis oder die Monoplegie (Lähmung eines Gliedes oder einer Muskelgruppe). Nicht selten ist die Lähmung in einem Teil des befallenen Gebietes eine unvollständige, so daß man von Hemiparesen und Monoparesen sprechen muß.

Während in der großen Mehrzahl der Fälle die vorhandene Lähmung durch die Lage und Verlaufsrichtung des Schusses ohne weiteres ihre Erklärung findet, liegen auch vereinzelte Beobachtungen vor, die sich nicht recht in das oben entwickelte Lokalisierungsschema einpassen. Dies gilt vor allem für die Fälle, in denen die Lähmung die gleiche Seite wie die Schädelverletzung einnimmt, während man doch wegen der Kreuzung der motorischen Pyramidenbahnen die Lähmung auf der anderen Seite erwarten müßte. Das Vorkommen dieser sogenannten kollateralen Lähmungen ist verbürgt; ihre Erklärung stößt auf große Schwierigkeiten. Ein Teil der Autoren nimmt eine Art von Contrecoup-Wirkung an, andere suchen die Ursache in dem Mangel oder in einer (gelegentlich anatomisch nachgewiesenen) unvollständig entwickelten Pyramidenkreuzung.

Die Lähmungen nach Kopfschüssen sind meist spastisch, was ja ihrem Charakter als zerebrale Lähmungen entspricht. Wir finden daher auch meist gesteigerte Reflexe an den gelähmten Gliedern. Auch in Fällen von Kopfschüssen, die Lähmungen vermissen ließen, fand ich übrigens nicht selten die Patellarreflexe — meist beiderseits — gesteigert, gelegentlich auch Fußklonus.

Auch das Babinskische Phänomen habe ich mitunter, doch durchaus nicht regelmäßig, nachweisen können.

Im Gegensatz zu den Lähmungen stehen als Ausdruck der Hirnrindenreizung die Krämpfe und Muskelkontrakturen. Als auslösendes Moment haben wir in frischen Fällen das Vorhandensein der Blutergüsse, Knochensplitter und anderer Fremdkörper anzusehen, im sekundären Stadium kann die eintretende Infektion Krämpfe veranlassen, während wohl später die Vernarbungsprozesse und die vorhandenen Verwachsungen dafür anzuschuldigen sind.

Über Sensibilitätsstörungen nach Kopfschüssen ist nicht viel Genaues bekannt. Dies liegt zum Teil wohl an der Unklarheit, die heute noch bezüglich der sensiblen Zentren und Bahnen herrscht, teilweise ist es wohl auch auf die Schwierigkeiten genauer neurologischer Untersuchungen am Schädelverletzten zurückzuführen.

Bei der Schußverletzung der linken Schläfengegend können die Sprachzentren geschädigt werden. Die daraus resultierenden Sprachstörungen treten in verschiedenen Formen auf, die sich gelegentlich auch miteinander kombinieren.

Die Schädigung des motorischen Sprachzentrums an der Brocaschen Windung führt zur motorischen Aphasie. Dabei hat der Patient mehr oder weniger die Fähigkeit eingebüßt, die Begriffe in Worte umzusetzen und diese auszusprechen. Er kann auch nicht nachsprechen oder laut lesen. Die Sprache ist also hier im großen und ganzen verloren gegangen, das Sprachverständnis dagegen meist erhalten. Bei der sensorischen Aphasie, die auf die Verletzung des sensorischen Sprachzentrums in der 1. Schläfenwindung folgt, hat der Kranke die Erinnerung an die Wortklangbilder verloren („Worttaubheit“), er kann zwar sprechen, verwechselt aber dabei Worte und Silben (Paraphasie), so daß seine Sprache meist unverständlich ist. Auch das Sprachverständnis ist hier meist zu Verlust gegangen.

Mit diesen beiden Hauptformen der Aphasie verbindet sich gelegentlich die Unfähigkeit zu lesen (Alexie, „Wortblindheit“) und die Unfähigkeit zu schreiben (Agraphie). Beide Erscheinungen können gelegentlich auch einmal selbständig auftreten. Da sich bei Linkshändern die Sprachzentren meist rechts befinden, wird bei diesen die Verletzung der rechten Schläfengegend ähnliche Sprachstörungen auslösen.

Die Verletzung des Gehörzentrums in den oberen Windungen des Schläfenlappens kann zu Taubheit führen, die sich infolge der teilweisen Kreuzung der Gehörsbahnen vor allem auf der anderen Seite manifestiert. Sie soll meist schnell vorübergehen,

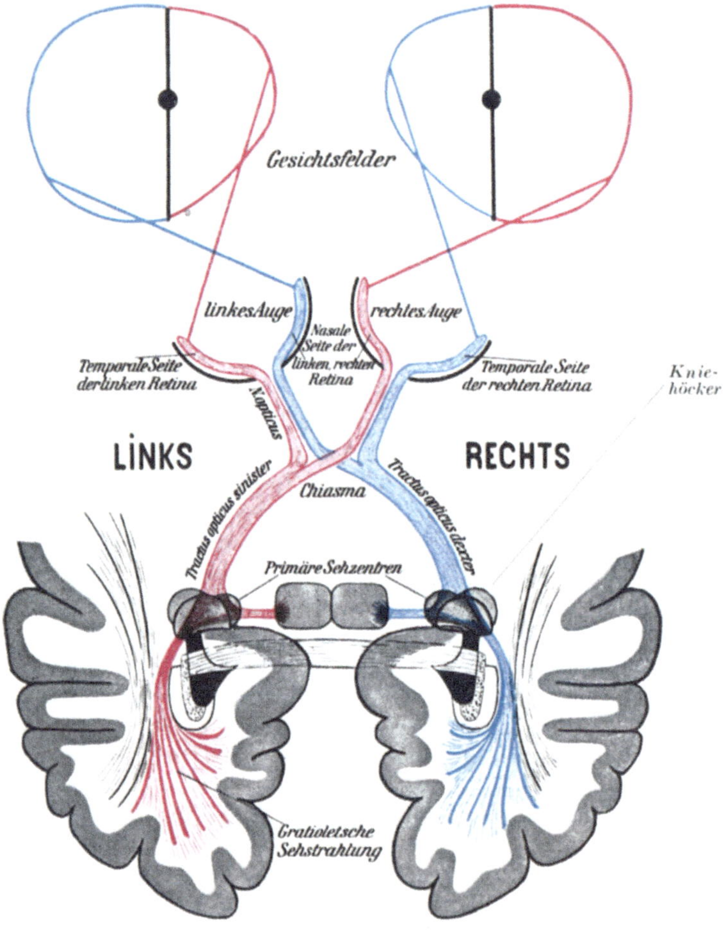

Abb. 9. Optische Sehbahn. (Nach Knoblauch, Krankheiten des Zentralnervensystems.)

da wohl bald das Zentrum der anderen Hemisphäre eintritt. Im ganzen scheinen Gehörsstörungen auf kortikaler Grundlage selten zu sein, jedenfalls an Bedeutung hinter den peripheren Gehörläsionen zurückzustehen.

Etwas häufiger sind Sehstörungen infolge der Verletzung des optischen Rindenzentrums im Hinterhauptslappen. Meist handelt es sich um Gesichtsfelddefekte in Form des Ausfalls einer Hälfte (Hemianopsie). Zum Verständnis derselben muß auf den in Abb. 9 schematisch dargestellten Verlauf der optischen Bahnen verwiesen werden. Bekanntermaßen kreuzen sich die inneren Bündel des Sehnerven im Chiasma, während die äußere Hälfte desselben ungekreuzt bleibt. Der Tractus opticus einer Seite enthält daher die von den gleichseitigen Netzhauthälften beider Augen stammenden Fasern, also z. B. der linke Tractus opticus die linke, i. e. äußere Hälfte des linken Auges und die linke, i. e. innere Hälfte des rechten Auges. Das gleiche gilt von dem Rest der optischen Bahn bis zu ihrem Ende im Rindenzentrum. Die Zerstörung dieses Zentrums führt daher zum Ausfall der gleichnamigen Netzhauthälften beider Augen (Hemianopsia homonyma bilateralis) und infolgedessen zum Defekt der ungleichnamigen Gesichtsfeldhälfte.

Beim Schädelschuß handelt es sich meist um partielle Hemianopsien, da das in Betracht kommende Zentrum ziemlich groß ist und daher selten in ganzer Ausdehnung verletzt wird. Die Prognose ist meist gut, die Funktion stellt sich gewöhnlich mit der Zeit ganz oder teilweise wieder her, selbst nach doppelseitiger Hemianopsie.

Die Läsion des gleichfalls in den Hinterhauptslappen verlegten Zentrums für die optischen Erinnerungsbilder (s. o. S. 18) führt zur „Seelenblindheit", wobei der Kranke die Gegenstände zwar sieht, aber in ihrer Natur und Bestimmung nicht erkennt. In der mir gegenwärtig zugänglichen Literatur finde ich zwar keinen Fall, wo diese Störung nach Schädelschuß festgestellt wurde; da sie indes bei anderweitigen Läsionen, meist Tumoren, mehrfach beobachtet wurde, ist auch mit ihrem Vorkommen bei Schußverletzungen zu rechnen. Allerdings scheint doppelseitige Läsion erforderlich zu sein.

Soviel über die Herderscheinungen, die durch die Schußverletzungen der einigermaßen anerkannten Rindenzentren ausgelöst werden. Die übrigen Zentren sind hinsichtlich ihrer Existenz und Lokalisation noch stark umstritten, so daß wir sie und die eventuell auf ihre Läsion zu beziehenden Herderscheinungen außer Acht lassen wollen. Es steht ja zweifellos zu hoffen, daß das enorme, zurzeit zur Beobachtung gelangende Material an Schädelschüssen zu weiteren höchst wertvollen Aufschlüssen führen wird und so unsere Kenntnisse auf dem wichtigen und hochinteressanten Gebiet der Hirnlokalisation erweitern und vertiefen wird. Jedenfalls dürfen wir schon heute sagen, daß die in mühsamer Arbeit aufgebaute Lokalisationslehre eine glänzende Bestätigung erfahren hat. In der größten Mehrzahl der Fälle finden wir eine vollkommene, den kausalen Zusammenhang beweisende Übereinstimmung zwischen dem Schußverlauf und der Lage des Zentrums, auf das die vorhandenen Herderscheinungen hinweisen, namentlich wenn wir uns die oben ausgeführte Tatsache vor Augen halten, daß das Geschoß durch Knochensplitterung, Blutergüsse usw. auch die Nachbarschaft des eigentlichen Schußkanals in Mitleidenschaft ziehen kann.

Herderscheinungen kann der Schädelschuß auch verursachen, wenn er die von den Rindenzentren zur Peripherie führenden nervösen Leitungsbahnen verletzt. So kann die motorische Pyramidenbahn an jeder Stelle ihres Verlaufs von der Zentralfurche durch die innere Kapsel, den Hirnschenkelfuß, die Brücke zum verlängerten Rückenmark durch das Geschoß lädiert werden. Die gesetzten Herderscheinungen sind dann meist sehr ausgedehnt, da die Bahnen sich auf einen kleineren Raum zusammendrängen, als dies in den umfangreichen Rindenzentren der Fall ist. Dasselbe gilt für die optische Bahn (s. Abb. 9). Auch hier ist die Hemianopsie meist ausgedehnter als nach einer Verletzung des Rindenzentrums. Da die Fasern für die Pupillenreaktion die optische Bahn bis zum Kniehöcker begleiten, werden sie bei der Schußverletzung des Tractus opticus meist mitverletzt. Die Pupillenstarre unterscheidet also die Verletzung des Tractus opticus gegen zentraler gelegene Läsionen. Der Vollständigkeit halber sei schließlich noch die optische Aphasie nach Schädelschüssen erwähnt, bei der der Kranke die Gegenstände zwar sieht, im Gegensatz zur Seelenblindheit auch erkennt, ihre Benennung aber trotz erhaltener Sprache nicht aussprechen kann. Diese Störung wird auf die Verletzung der Verbindungsbahnen zwischen Hinterhauptslappen (Zentrum für die optischen Erinnerungsbilder) und Schläfenlappen (Zentrum für die Wortklangbilder) zurückgeführt.

An der Schädelbasis kann die Verletzung der Hirnnerven Herderscheinungen bewirken. Die Prüfung derselben darf deshalb nicht vernachlässigt werden. Man achte auch auf Doppelbilder, die meist durch Augenmuskellähmungen bedingt sind. Häufig sind mehrere Nerven geschädigt.

Die direkte Schußverletzung des Kleinhirns scheint meist tödlich zu sein, dagegen gelangen gelegentlich indirekte Verletzungen desselben zur Beobachtung.

Die letzten Jahre haben über die Funktion des Kleinhirns etwas Aufklärung gebracht und uns gleichzeitig einige Symptome kennen lernen lassen, die auf das Vorliegen einer Kleinhirnläsion hinweisen. Zu diesem „zerebellaren Symptomenkomplex" gehört außer dem Schwindel und Nystagmus vor allem die zerebellare Ataxie, die in einer Störung der Muskelkoordination besteht. Sie betrifft besonders den Muskelapparat, der für das Gehen und Stehen in Betracht kommt: infolgedessen geht der Kranke unsicher, breitbeinig und schwankend wie ein Betrunkener. Bei Bewegungen des Rumpfes fehlen die ausgleichenden, das Gleichgewicht sicherstellenden Gegenbewegungen anderer Muskelgruppen. Die erschwerte Koordination komplizierter Muskelbewegungen äußert sich auch in der Verzögerung, mit der antagonistische Bewegungen, etwa Supination und Pronation des Vorderarmes, hintereinander ausgeführt werden (Adiadochokinesis). Schließlich hat sich der Báránysche Zeigeversuch als wertvolles Hilfsmittel für die Diagnose und Lokalisation der Kleinhirnaffektionen erwiesen. Der Kranke zeigt bei geschlossenen Augen an einem Gegenstand vorbei, den er bei offenen Augen richtig getroffen hatte; dabei weicht er mit dem Finger nach der Seite ab, die der lädierten Kleinhirnhälfte entspricht.

Aus den bisherigen Ausführungen geht die Mannigfaltigkeit des klinischen Bildes, das der Schädelschußverletzte bei der ersten Untersuchung bietet, ohne weiteres hervor. Diese Mannigfaltigkeit wird noch vermehrt dadurch, daß im Laufe der Beobachtung und Behandlung recht erhebliche Änderungen im Befunde eintreten können. Symptome treten neu auf oder verschwinden, die vorhandenen Krankheitserscheinungen nehmen an Intensität und Ausdehnung zu oder bilden sich mehr oder weniger vollständig zurück. Über die mutmaßliche Ursache dieser Veränderung des klinischen Befundes noch einige Bemerkungen.

Die Zunahme der Krankheitserscheinungen ist meistens auf den Eintritt von Komplikationen zurückzuführen. Wir brauchen darin nicht immer eine absolute Wendung zum Schlimmen zu sehen. Auch das in der Umgebung der Hirnwunde auftretende kollaterale Hirnödem kann die Grundlage bilden; mit seinem

Abklingen wird dann auch das klinische Bild sich wieder bessern. Nicht selten habe ich folgende Schwankungen im Befinden der Kranken beobachtet: im unmittelbaren Anschluß an die operative Wundrevision (s. unten) tritt eine deutlich in die Augen fallende Besserung ein. Das Bewußtsein kehrt zurück, die Herderscheinungen sind vermindert, das Allgemeinbefinden ein wesentlich besseres. Am 2.—5. Tage verschlimmert sich der Zustand wieder, das Sensorium trübt sich aufs neue, die Herderscheinungen nehmen zu; verschiedene Anzeichen weisen auf eine Steigerung des Hirndrucks hin. Auf dem Höhepunkt der Erscheinungen kann auch jetzt noch der Exitus eintreten; in den anderen Fällen setzt nach verschieden langer Dauer dieses Zustandes eine meist allmählich fortschreitende Besserung ein, die auch durch Rückschläge unterbrochen sein kann.

Beruht die Verschlimmerung des klinischen Befundes auf den ernsteren Komplikationen der eitrigen Encephalitis mit Hirnabszeßbildung oder der eitrigen Meningitis, so treten die für diese Leiden typischen Symptome hinzu, auf die ich im einzelnen hier nicht eingehen will; es wird sich bei der Besprechung der Behandlung Gelegenheit finden, darauf zurückzukommen.

Bei den in Heilung ausgehenden Fällen von Schädelschüssen sehen wir umgekehrt fast regelmäßig eine mehr oder weniger vollständige Rückbildung des ursprünglichen Befundes an nervösen Symptomen. Die vorhandenen Lähmungen gehen zurück oder schränken sich wenigstens ein, die Sprachstörung, der Gesichtsfelddefekt wird gleichfalls geringer, kurzum der Kranke erlebt eine Besserung, die man nach dem ersten Eindruck nicht für möglich gehalten hätte.

Besonders der allmähliche Rückgang der Sprachlähmung, die meist unter reger Anteilnahme der ganzen Umgebung fortschreitende Vermehrung des anfänglich so dürftigen Wortschatzes, imponiert als Rückkehr der höheren geistigen und seelischen Funktionen, die sich für unser Empfinden nun einmal nicht von der Sprache trennen lassen. Die Beobachtung und die Behandlung derartiger Kranken gehört deshalb zu den schönsten Belohnungen, die die ärztliche Tätigkeit zu bieten vermag, namentlich wenn man Gelegenheit hatte, durch einen operativen Eingriff diese Besserung anzubahnen oder zu unterstützen.

Dieser oft erstaunliche Rückgang der nervösen Ausfallserscheinungen mag teilweise seine Erklärung darin finden, daß nur ein Teil der Zentren und Bahnen, die zunächst ihre Tätigkeit eingestellt hatten, durch das Geschoß direkt zertrümmert worden sind, während der Rest derselben nur eine Kompression oder eine sonstige reparable mechanische Schädigung erfuhren. Von derselben befreit, können diese Partien sich wieder erholen und schließlich auch ihre Funktion wieder aufnehmen. Wo nur Blutergüsse als schädigendes Moment in Betracht kamen, kann die Resorption derselben zur Funktionswiederherstellung führen. Doch genügen meiner Ansicht nach diese Erklärungen nicht für alle Fälle. Ich habe mehrere Schädelschüsse operiert, bei denen die Zentren, auf die die Herderscheinungen hinwiesen, so ausgiebig und besonders in einer derartigen Tiefe zerstört waren, daß die in Betracht kommenden Ganglienzellen der Hirnrinde sicher dauernd ausgeschaltet waren. Trotzdem sah ich auch dabei nach längerem Intervall noch Funktionswiederherstellung.

Derartige Beobachtungen dürfen keineswegs zu einer Kritik der Lokalisationslehre überhaupt verwertet werden. Es muß nur angenommen werden, daß einzelne Zentren vikariierend für einander eintreten können. Eine interessante Beobachtung Oppenheims verdient hier angezogen zu werden: ein Rechtshänder wurde nach einer Verletzung der rechten Hand im 17. Lebensjahr gezwungen, sich fortan der linken Hand zu bedienen. Im Alter von 59 Jahren entwickelte sich bei ihm ein Tumor des rechten Schläfenlappens, wobei Aphasie auftrat. Dies kann wohl nur so gedeutet werden, daß mit dem Umlernen auf die linke Hand auch das Sprachzentrum nach der entsprechenden rechten Seite verlegt wurde. Das jugendliche Alter begünstigte hier zweifellos die Verschiebung des Zentrums; dieser Umstand trifft aber auch bei dem größten Teil der Verwundeten noch einigermaßen zu. Wenn auch zugegeben werden muß, daß für die Sprachzentren die Verhältnisse vielleicht besonders günstig liegen, da sie nach manchen Autoren ursprünglich überhaupt doppelseitig angelegt sind, so liegt doch kein Grund vor, für die übrigen Zentren ähnliche Vorgänge ohne weiteres auszuschließen. Schließlich ist — ich zitiere wieder nach Oppenheim — „der Begriff der motorischen Zentren überhaupt nicht so aufzufassen, als ob alle willkürlichen Bewegungen in ihrem ganzen Umfange an dieses Gebiet gebunden wären und in ihm ihre einzige Geburtsstätte hätten. Für einen großen Teil der Bewegungen spielen zweifellos auch subkortikale motorische Zentren eine große Rolle, der gegenüber die Hirnrinde nur einen impulsgebenden, regulierenden Einfluß hat". Es ist also durchaus denkbar, daß solche subkortikale Zentren auch an der Funktionswiederherstellung nach Schädelschüssen Anteil haben. Auch die zahlreichen Verbindungsbahnen des Gehirns mögen mitwirken, wenn es sich darum handelt, die durch den Ausfall eines Rindengebietes gesetzte Betriebsstörung durch Anbahnung neuer Verbindungen zu beheben. Sicherlich dürfen wir auch auf diesem Gebiete aus der Verwertung der in diesem Kriege gesammelten Erfahrungen wertvolle Aufschlüsse erwarten.

Beim Schädelschuß kommen noch zwei diagnostische Hilfsmittel in Frage, die schon gelegentlich erwähnt wurden, hier aber nochmals zusammenfassend besprochen werden sollen: das Röntgenbild und die Lumbalpunktion.

Die Bedeutung des Röntgenverfahrens für die Diagnostik der Steckschüsse ist klar. Oft ist es nur dadurch möglich, festzustellen, ob das Geschoß überhaupt ins Schädelinnere gedrungen ist und ob es auch dort verblieb. Weiterhin ist genaueste Lokalisation des Projektils unerläßliche Vorbedingung, wenn dasselbe entfernt werden soll; dies kann aber nur durch Röntgenaufnahmen in mehreren Ebenen geleistet werden. Auch die Veränderungen am Knochen können durch gute Röntgenbilder sichtbar gemacht werden. Dies gilt nicht nur für die Knochendefekte, sondern auch für die Knochensplitterung. So kann uns das Röntgenbild besonders bei den Schädelschüssen, die nur eine oberflächliche Knochenläsion erkennen lassen, bei denen aber mit der Möglichkeit einer Internasplitterung gerechnet werden muß, mitunter wertvolle Dienste erweisen.

Die diagnostische Bedeutung der Lumbalpunktion bei den Schädelschüssen finde ich in der Literatur auffallend wenig betont. Ich habe diesem Punkte seit längerer Zeit meine Aufmerksamkeit zugewendet und doch den Eindruck gewonnen, daß wir gelegentlich durch die Lumbalpunktion recht wichtige Aufschlüsse erhalten können. Da ihr auch fraglos ein gewisser therapeutischer Wert zukommt, so steht ihrer Anwendung nichts im Wege.

Eine einfache Überlegung ergibt den Zusammenhang zwischen dem Lumbalpunktat und dem Herd im Schädelinneren. Die im Lumbalsack enthaltene Zerebrospinalflüssigkeit steht mit der Flüssigkeit des Subarachnoidealraums und der Ventrikel des Gehirns in freier Kommunikation. Blutungen in die letztgenannten Räume müssen also zu einer Blutbeimischung des Lumbalpunktates führen. Tatsächlich habe ich bei allen Arten von Schädelschüssen schon kurz nach der Verwundung mehr oder weniger blutigen Liquor gefunden. Handelt es sich um reichliche Blutbeimischung, so ist sie noch in der zweiten und dritten Woche nachzuweisen. Man erhält dann stets leicht bräunlich oder gelblich gefärbten Liquor, der bei längerem Stehen einen braunen Blutfleck an der Reagenzglaskuppe absetzt. Bei älteren Fällen ist auch manchmal zu beobachten, daß die erste Liquorprobe stärker bluthaltig ist als die zweite, da das spezifisch schwere Blut sich im Duralsack senkt und daher früher entleert wird als die oberen Partien.

Dieser Blutnachweis im Liquor erscheint zunächst als ideales Mittel, um bei oberflächlichen Schädelschüssen festzustellen, ob durch Internasplitter das Gehirn verletzt worden ist. Es ist aber zu beachten, daß auch der geschlossene subdurale Bluterguß zur Blutbeimischung im Liquor führt, wodurch der differentialdiagnostische Wert der Lumbalpunktion für diese Fälle etwas beeinträchtigt wird. Ganz wertlos ist sie aber doch nicht, da sie uns jedenfalls darüber aufklärt, ob das Gehirn — direkt oder indirekt — verletzt worden ist und ob wir daher den Fall den ernsteren zuzuzählen haben.

Die Lumbalpunktion kann eventuell auch über den intrakraniellen Druck Aufschluß geben. Ich habe mehrfach beobachtet, daß der bei der ersten Punktion normale Druck bei der einige Tage später vorgenommenen Wiederholung derselben gesteigert war, was verschieden lange Zeit anhielt, um sich allmählich wieder zurückzubilden. Ich glaube, daß häufig die durch das kollaterale Hirnödem gesetzte Drucksteigerung im Schädelinneren hierfür verantwortlich zu machen ist und daß wir daher in der Lumbalpunktion ein weiteres Mittel besitzen, diesen Zustand festzustellen. Allerdings konnte ich keine exakten Druckmessungen vornehmen, sondern mußte mich mit der Beurteilung durch die Inspektion begnügen. Auch dadurch lassen sich schließlich erhebliche Druckunterschiede erkennen, wenn man immer in derselben Stellung und mit der gleichen Nadel punktiert. Jedenfalls wären exakte Messungen über den Liquordruck in den verschiedenen Stadien des Schädelschusses recht interessant und wichtig.

Die Bedeutung der Lumbalpunktion für die Diagnose der Meningitis brauche ich nicht zu betonen. Der therapeutische

Wert derselben soll im nächsten Kapitel gewürdigt werden. Siehe auch Tabelle IV.

Die Schilderung des klinischen Bildes läßt erkennen, daß die Untersuchung und Beobachtung der durch Schädelschuß Verwundeten große Anforderungen an den Arzt stellt. Zahlreiche Untersuchungsmethoden kommen dabei in Betracht und müssen dazu häufig unter sehr erschwerenden äußeren Umständen angewandt werden. Der stark beeinträchtigte Allgemeinzustand, das getrübte Sensorium und die häufig vorhandenen Sprachstörungen sind Momente, die oft eine genaue Untersuchung, namentlich in den ersten Tagen, unmöglich machen. Meist legt uns auch die Rücksicht auf den Kranken eine gewisse Beschränkung auf. Der Schädelverletzte braucht in erster Linie Ruhe und zwar nicht nur körperliche Ruhe, sondern auch geistige Ruhe. Es ist daher unzweckmäßig, sofort das ganze Rüstzeug der Diagnostik auffahren zu lassen, insbesondere die den Patienten stets anstrengende neurologische Untersuchung in allen Einzelheiten durchzuführen. Die im Frühstadium in Betracht kommenden Operationen werden weit weniger durch den nervösen Status als durch die Wundverhältnisse bestimmt; man kann sich daher zunächst im wesentlichen mit einer genauen Untersuchung der Wunde begnügen und sein therapeutisches Handeln danach einrichten. Erst allmählich vollende man dann die Untersuchung, um genaueren Aufschluß über die vorhandene Schädigung zu bekommen und auch den sich etwa später ergebenden therapeutischen Forderungen gerecht zu werden.

IV. Die Behandlung des Schädelschusses.

Die Behandlung der Kriegsverwundungen wird in hohem Maße durch die gegebenen äußeren Verhältnisse beeinflußt. Dem behandelnden Arzt erwachsen dadurch eine Reihe wichtiger Fragen über Ort und Zeit der Wundversorgung, Art und Dauer des Transportes usw., Fragen, die hier eine wesentlich größere Rolle spielen als gemeinhin im Frieden, deren richtige Lösung aber oft von ebenso einschneidender Bedeutung für das Schicksal der Verwundeten ist wie die eigentliche Behandlung.

Auch beim Schädelschuß erhebt sich zunächst die Frage: W o s o l l d i e e n d g ü l t i g e B e h a n d l u n g e r f o l g e n ? Hierfür sind meinem Erachten nach folgende Grundsätze maßgebend:

I. Wie jeder Schädelverletzte, bedarf auch der Schädelschuß dringend der Ruhe; der Transport ist daher nach Möglichkeit abzukürzen und hat jedenfalls in der denkbar schonendsten Weise zu erfolgen.

II. Die richtige Behandlung kann nur da geleistet werden, wo eine exakte Untersuchung und Beobachtung durchgeführt werden kann, auch muß die Vornahme größerer Operationen unter absolut aseptischen Bedingungen möglich sein. Nach der Operation soll der Verwundete längere Zeit — mindestens 14 Tage — unter guter Pflege an Ort und Stelle verbleiben können: abgesehen davon, daß es am zweckmäßigsten ist, wenn der Operateur die Nachbehandlung selbst leitet, sind die Gefahren des Transports unmittelbar nach der Operation mindestens ebenso groß wie vor derselben. Bei der Behandlung ist der Besitz eines Röntgenapparates sehr wünschenswert, wenn auch nicht absolut unerläßlich.

Aus diesen Forderungen ergibt sich, daß der Truppenarzt in der vordersten Linie und auf dem Truppenverbandplatz die definitive Behandlung des Schädelschusses nicht durchführen kann. Seine Aufgabe besteht darin, die Wunde in der unten zu schildernden Weise primär zu versorgen und dabei festzustellen, ob überhaupt ein Schädelschuß vorliegt. Ist dies mit Sicherheit oder Wahrscheinlichkeit der Fall, so fällt ihm die weitere wichtige Aufgabe zu, den Transport in sachgemäßer Weise zu veranlassen.

In erster Linie kommt das Feldlazarett für die endgültige Wundversorgung und Behandlung des Schädelschusses in Betracht. Es ist meist so nahe der eigentlichen Front eingesetzt, daß es ohne zu langen Transport erreicht werden kann und gewährleistet andererseits durch seine Einrichtungen die Erfüllung der oben aufgestellten Forderungen.

Je nach der Sachlage können natürlich auch die anderen Sanitätsformationen für die Behandlung der Schädelschüsse in Frage kommen. Unter den stabilen Verhältnissen des Stellungskrieges ist häufig der von der Sanitätskompagnie errichtete Hauptverbandplatz so angelegt und ausgebaut, daß er als ein vorgeschobenes Feldlazarett angesehen werden kann; dann ist natürlich nichts dagegen einzuwenden, wenn der Schädelschuß hier Aufnahme findet. Andererseits kann bei entsprechend guter Verbindung der Schädelschuß auch sofort ins Kriegslazarett oder sogar ins Reservelazarett des Heimatgebietes überführt werden. Dabei ist nur zu fordern, daß die endgültige Versorgung des Patienten nicht zu weit hinausgeschoben wird, jedenfalls spätestens am 2. Tage nach der Verwundung erfolgt. Auch verhindere man nach Möglichkeit, daß auf jeder Zwischenstation, die der Verwundete passiert, Verbandwechsel und erneute Untersuchung der Wunde vorgenommen wird. Anzustreben ist, daß der zuerst angelegte Verband erst bei der endgültigen Versorgung der Wunde entfernt wird. Exakte Angaben auf dem Wundtäfelchen schützen den Patienten vor der Unannehmlichkeit des häufigen Verbandwechsels und die Wunde vor den Gefahren unnötig wiederholter Untersuchung.

Wie ist der Schädelschuß zu behandeln? Im Prinzip genommen, genau so wie jede andere Wunde: wir haben uns darauf zu beschränken, den natürlichen Heilungsvorgang zu unterstützen durch Fernhaltung bzw. Bekämpfung etwa eintretender Komplikationen.

Im 2. Kapitel wurde betont, daß unter den zu fürchtenden Komplikationen die Infektion im Vordergrunde steht. Unser Augenmerk muß also in erster Linie darauf gerichtet sein, eine nachträgliche Infektion des Wundgebietes zu vermeiden. Dies streben wir durch möglichste Sauberkeit beim Verbinden an. Alle mit der Wunde irgendwie in Berührung kommenden Gegenstände, Instrumente, Verbandstoffe, Drainagen usw. müssen absolut steril sein. Eine große Gefahr für alle Kopfwunden bilden die Haare; sie sind deshalb aus der näheren und weiteren Wundumgebung durch Rasieren zu entfernen. Dies muß nach Bedarf wiederholt werden, namentlich bei eitrig absondernden Wunden. Überhaupt ist der Sauberhaltung der Wundumgebung dauernd die größte Sorgfalt zu widmen. Die äußeren Wunden sind nach streng aseptischen Grundsätzen zu behandeln, da sie die Eintrittspforten der Infektion werden können. Einzelheiten brauchen hier wohl nicht angeführt zu werden; es sei nur daran erinnert, daß feste Tamponade häufig sekretstauend wirkt. Das ist hier um so bedenklicher, als die anatomischen Verhältnisse an sich häufig ungünstig für den Abfluß liegen (kleine äußere Öffnungen bei ausgedehnten Zertrümmerungen im Innern). Wir werden also häufig neben oder an Stelle der Tamponade die Drainage anzuwenden haben. Daß oberflächlich liegende Fremdkörper aus der Wunde entfernt werden, ist selbstverständlich. Ebenso wird man mitunter stark gequetschte und beschmutzte Wundränder anfrischen, um die Heilung der äußeren Wunden zu erleichtern.

So kann es häufig selbst da, wo zu einem größeren, Schädel und Gehirn mit einbeziehenden Eingriff keine Veranlassung vorliegt, zu einer Wundtoilette an Haut und Weichteilen kommen. Oft ist eine blutige Erweiterung der äußeren Wunde auch aus diagnostischen Gründen erforderlich. Auch diese Eingriffe sind selbstverständlich unter strengster Asepsis vorzunehmen. Der Verband ist besonders bei unruhigen oder bewußtlosen Patienten mit besonderer Sorgfalt anzulegen.

Durch die Beobachtung dieser sowie der sonstigen Vorschriften der Asepsis dürfen wir hoffen, eine sekundäre Infektion des Wundgebietes zu vermeiden. Die bereits im Moment der Verwundung gesetzte primäre Infektion können wir dadurch natürlich nicht beeinflussen. Dies fällt um so schwerer ins Gewicht, als das Wundgebiet des Schädelschusses, wie oben ausgeführt, Verhältnisse aufweist, die eine glatte Heilung erschweren, einer ausbrechenden Infektion dagegen außerordentlich günstig sind. Wollen wir hier vorbeugend und helfend eingreifen, so sind wir gezwungen, wesentlich weitergehende therapeutische Maßnahmen anzuwenden. Dieselben bestehen in einer gründlichen Wundtoilette, die sich auf das ganze Wundgebiet in den Weichteilen, am Schädelknochen und im Gehirn zu erstrecken hat. Es handelt sich also um eine richtige Operation, die mit allem Aufwand einer solchen auszuführen ist.

Bevor wir zur Schilderung dieser Operation übergehen, wollen wir uns über den Zweck derselben vollkommen klar werden. Unsere Absicht geht dabei dahin, das zertrümmerte Gewebe samt den störenden Fremdkörpern zu entfernen und durch diese und andere unten zu beschreibende Maßnahmen der Wunde möglichst günstige Heilungsbedingungen zu verschaffen. Es handelt sich also lediglich um eine Wundrevision, wie wir sie gelegentlich auch anderen komplizierten Wunden, etwa komplizierten Extremitätenbrüchen, zur Erleichterung und Beschleunigung der Heilung zuteil werden lassen. Die etwa vorliegenden nervösen Symptome kommen dabei zunächst nicht in Betracht: wenn wir uns auch die häufig festzustellende Besserung derselben unmittelbar nach dem Eingriff gerne gefallen lassen, so muß doch ausdrücklich betont werden, daß der Entschluß zur Operation nicht aus neurologischer Indikation, sondern aus rein chirurgischen Erwägungen heraus erfolgen soll. Maßgebend ist also auch ausschließlich der lokale Befund an der Schädelwunde; ihm gegenüber hat der neurologische Status zunächst zurückzutreten. Die genaue Aufnahme des letzteren wäre zudem nur durch einen Zeitverlust zu erkaufen, der bei dieser Operation, die der ganzen Sachlage nach möglichst frühzeitig erfolgen soll, doppelt bedauerlich wäre.

Der geschilderte Standpunkt soll auch dadurch zum Ausdruck gebracht werden, daß man die Bezeichnung „Trepanation“ für diese Eingriffe vermeidet. Das Wesentlichste der Trepanation, die Eröffnung der geschlossenen Schädelhöhle, ist ja fast immer bereits erfolgt, bevor der Operateur sich anschickt, die „Wundrevision“ vorzunehmen.

Die Bedenken, die einer derartigen blutigen Wundrevision entgegenstanden, sind größtenteils durch die Praxis widerlegt worden. Dies gilt namentlich für die zunächst nicht von der Hand zu weisenden Befürchtung, daß durch den Eingriff die Infektionserreger erst recht in der Wunde verbreitet würden und dadurch eventuell die Meningen oder andere bis dahin noch intakte Hirnpartien infiziert würden. Das Gegenteil scheint richtig zu sein: sehen wir doch in der Regel nach richtig ausgeführter operativer Wundrevision reaktionslose Heilung eintreten, was bei der sicher vorhandenen primären Beschmutzung der Wunde nur dadurch erklärt werden kann, daß durch die Operation der größte Teil des Infektionsmaterials beseitigt wurde. Allerdings trifft dies hauptsächlich für die Frühfälle zu; ist es dagegen bereits zu einem erkennbaren Ausbruch der Infektion gekommen, dann liegt die Gefahr der Verschleppung wesentlich näher und wir werden uns beim Eingriff streng an die Grenzen des Wundbezirkes halten müssen.

Welche Schädelschüsse sollen in der angedeuteten Weise operativ revidiert werden?

Eigentlich weisen alle Schußformen, wenn auch in verschiedenem Grade, die Verhältnisse auf, gegen die unser Eingriff sich richten soll (Knochensplitterung mit Versprengung der Teile, Zertrümmerung von Hirnsubstanz, Beschmutzung des Wundbereichs usw.). Wenn also die Operation nicht bei allen Schädelschüssen in gleicher Weise in Betracht kommt, so beruht dies nur in der Verschiedenheit der vorliegenden anatomischen Verhältnisse.

Am günstigsten liegen diese entschieden bei den Tangential- und Prellschüssen. Hier können wir das ganze Wundgebiet freilegen, ohne gesundes Gewebe zu verletzen. Tatsächlich wird heute fast allgemein die operative Wundrevision empfohlen, wenn die höheren Grade der genannten Schußformen vorliegen. Der Eingriff soll möglichst frühzeitig erfolgen; als Gegenindikation gegen die sofortige Ausführung der Operation könnte höchstens einmal der schlechte Allgemeinzustand des Verwundeten gelten.

Schwerer ist der Entschluß zur Operation bei den oberflächlichsten Formen der Tangential- und Prellschüsse, bei denen wir äußerlich am Knochen nur eine Rinne bzw. Delle vorfinden. Daß auch dabei Internasplitterung und Gehirnläsion vorliegen kann, wurde oben mehrfach betont; es ist aber recht schwer, dies im Einzelfalle festzustellen. Die von manchen Seiten erhobene Forderung, auch diese Fälle prinzipiell primär zu operieren, halte ich für zu weitgehend, es kann zum mindesten etwas zugewartet werden, ob etwa Erscheinungen von seiten des Gehirns sich einstellen oder ob auf andere Weise (Röntgenbild!) die Knochensplitterung nachgewiesen werden kann. Da in diesen Fällen die Schädelhöhle nach außen abgeschlossen blieb, ist die Infektionsgefahr zudem wesentlich geringer. Man soll diese Fälle aber nicht aus den Augen verlieren, um sie beim Eintritt oder Anhalten von Beschwerden eventuell noch sekundär zu operieren. Beim Abtransport sind jedenfalls genaue Aufzeichnungen mitzugeben.

Wesentlich ungünstiger als bei den Tangential- und Prellschüssen liegen die anatomischen Verhältnisse bei allen Schüssen, die im Gehirn einen richtigen Schußkanal gesetzt haben, also bei den Diametral- und Segmentalschüssen. Hier ist eine vollkommene Wundtoilette unmöglich, weil wir den Schußkanal nicht in ganzer Ausdehnung freilegen können. Der operative Eingriff, der von manchen auch für diese Schußformen gefordert wird, muß sich also im wesentlichen auf eine Wundrevision an Ein- und Ausschuß beschränken. Es handelt sich also um einen Teileingriff, dessen Einfluß auf den Verlauf nicht überschätzt werden darf. Ich empfehle ihn vorzunehmen, wenn starke Splitterung an Ein- oder Ausschuß nachweisbar ist oder wenn ausgesprochene Rindenreizerscheinungen (Krämpfe!) dazu drängen. Ebenso halte ich wegen der Gefahr der sekundären Infektion den starken Abfluß zertrümmerter Hirnsubstanz für eine Indikation zum Eingriff. Man erweitere dann die Hautöffnung, entferne die leicht erreichbaren Splitter unter eventueller Vergrößerung der Knochenöffnung und lasse den vorquellenden Hirnbrei abfließen.

Eine besondere Stellung nehmen die Steckschüsse ein, bei denen das im Gehirn zurückgebliebene Projektil stets eine schwere, die Prognose trübende Komplikation darstellt. Selbst nach aseptischer Einheilung bildet dasselbe eine ständige Gefahr für seinen Träger. Es ist daher seine Entfernung stets anzustreben. Bei oberflächlichem Sitz desselben gelingt zuweilen bei der Wundrevision seine Entfernung. Bier hat empfohlen, dabei den Kopf auf die Seite des Einschusses zu legen und durch Klopfen auf die entgegengesetzte Seite das Herausgleiten des Geschosses zu veranlassen. Je nach der Natur desselben kann auch die Anwendung eines Magneten in Frage kommen. So mag man gelegentlich einmal kurzerhand zum Ziel kommen; in der Mehrzahl der Fälle wird dagegen die Entfernung des Geschosses nur durch einen eigenen, gründlich vorbereiteten Eingriff bewerkstelligt werden können. Unerlässliche Vorbedingung dazu ist genaueste Lokalisation des Geschosses durch Röntgenbilder. Dieselben müssen mindestens in zwei verschiedenen Ebenen aufgenommen sein; außerdem ist mit der Möglichkeit zu rechnen, daß das Geschoß seine Lage ändern kann. Es soll daher der Kopf bei der Röntgenaufnahme dieselbe Stellung einnehmen wie später bei der Operation.

Erweist sich der Steckschuß als infiziert, so ist die Entfernung des die Eiterung unterhaltenden Projektils unter allen Umständen zu versuchen. Scheint dagegen Einheilung einzutreten, so dürfte die Entfernung des Geschosses doch ratsam sein, wenn dasselbe nach dem Röntgenbild einigermaßen leicht erreichbar erscheint. Im anderen Fall wird man wohl zunächst von der Operation Abstand nehmen.

Zusammenfassend sei noch einmal bemerkt, daß die uns hier zunächst interessierende operative Wundrevision in erster Linie für die Tangential- und Prellschüsse in Frage kommt, wenn diese zu einer vollständigen Eröffnung des Schädels geführt haben. Bei den Diametral- und Segmentalschüssen empfehle ich den Eingriff, wenn ausgedehnte Knochensplitterung oder starker Hirnausfluß besteht. Aus demselben Grunde kann eine primäre Wundrevision beim Steckschuß notwendig werden, dagegen wird die Entfernung des Geschosses, abgesehen von einigen besonders günstig gelagerten Fällen, in der Regel erst sekundär erfolgen können.

Die Operation des Tangentialschusses stärkeren Grades führe ich in folgender, ziemlich typischer Weise[1]) aus:

---

[1]) Anm. Die Abb. 7, 8, 11, 12 geben ein fortlaufendes Bild dieser Operation.

Die Umgebung der Wunde wird sorgfältig rasiert und durch zweimaligen Jodanstrich desinfiziert. Nach Abdeckung der weiteren Umgebung beginnt die Operation, indem die Wundränder auseinandergezogen oder bei getrenntem Ein- und Ausschuß diese durch Schnitt verbunden werden. Die tieferen Weichteile werden, soweit noch nicht durchtrennt, bis auf den Knochen gespalten. Nun gilt es zuerst die Knochenwunde in ganzer Ausdehnung zu Gesicht zu bringen; hierzu wird eventuell der Schnitt erweitert. Wichtig ist es, vor allem die Enden des Knochenspaltes gut sichtbar zu machen, da hier der Knochen oft Splitterung mit Depression der Teile aufweist, was sonst übersehen werden kann. Die Ränder des Spaltes sind meist bereits vom Periost entblößt, so daß dieses gar nicht oder nur an einzelnen Stellen mit dem Raspatorium zurückgeschoben werden muß.

Nun beginnt die Ausräumung der verschiedenen Fremdkörper, Haare, Geschoßteile, Tuchfetzen, Schmutzpartikel usw. Oft drängen sich spontan kleinere Knochensplitter durch den Knochenspalt nach außen, größere können durch vorsichtiges Manövrieren extrahiert werden. Die zertrümmerte Hirnsubstanz quillt ebenfalls häufig spontan nach außen und wird durch schonendes Tupfen und Wischen entfernt. Die dabei mitunter auftretende mäßige Blutung steht, sofern sie nicht aus dem Sinus stammt, so gut wie immer auf vorübergehende Tamponade. Um bei der Ausräumung ganze Arbeit zu machen, ist es fast immer notwendig, den Knochenspalt zu erweitern; dies erscheint auch im Hinblick auf einen eventuellen sekundären Hirnprolaps zweckmäßig, da dieser durch einen engen Knochenspalt leicht stranguliert werden kann. Wenn irgend möglich, nehme ich diese Erweiterung mit der Luerschen Knochenzange (Knabberzange) vor, nur ungern verwende ich, wenn die Enge des Spaltes dies nicht gestattet, anfangs Hammer und Meißel. Im allgemeinen strebe ich an, soviel vom Knochen zu entfernen, daß überall die unverletzte Dura zum Vorschein kommt. Bei ausgedehnter Zertrümmerung ist dies allerdings mitunter nicht möglich, da der Knochendefekt doch zu groß werden müßte. Aus demselben Grunde ist Beschränkung geboten, wenn die Ränder des Knochenspaltes nur noch ein System großer, lose zusammenhängender Knochenscheiben bilden. Hier muß man sich häufig damit begnügen, die deprimierten oder sonstwie verschobenen Knochenstücke in ihr richtiges Niveau zu bringen, die vorstehenden Ränder abzukneifen, im übrigen aber von dem Knochen alles zu erhalten, was noch genügend ernährt erscheint.

Nach entsprechender Erweiterung des Knochenspaltes suche ich zunächst den Raum zwischen unverletzter Dura und dem Schädelknochen allseitig nach Knochensplittern ab. Da diese oft mehrere Zentimeter weit von der Wunde weg in den genannten Raum versprengt sind, können sie leicht übersehen werden. Ihr Zurückbleiben zwischen Dura und Schädelknochen halte ich wegen späterer Druckwirkung für viel gefährlicher als das Übersehen eines Splitters in dem eigentlichen Zertrümmerungsherd, der zudem immer noch die Möglichkeit hat, während der Heilung spontan ausgestoßen zu werden. Häufig weist das Fehlen der Hirnpulsation an umschriebener Stelle auf die Anwesenheit eines Knochensplitters im epiduralen Raum hin.

Schließlich muß das Gehirn selbst in der Ausdehnung des Zertrümmerungsherdes nach Knochensplittern durchsucht werden. Hierzu ist es meistens unerläßlich, die Gehirnwunde mit dem Finger vorsichtig auszutasten. Nur dadurch gelingt es, die häufig in beträchtlicher Tiefe steckenden Knochensplitter zu fühlen und zu entfernen. Selbstverständlich muß man sich bei dieser außergewöhnlichen Prozedur streng an die Grenzen des Erlaubten halten. Ein zu langes und zu brüskes Herumrühren im Gehirn wird sich immer rächen, da die Konsistenz des normalen Gehirnes eine derartig weiche ist, daß der Unterschied gegen Zerfallsmassen und Blutgerinnsel kein allzu großer ist. Es ist daher aufs strengste zu fordern, daß bei dieser Abtastung des Gehirns mit der denkbar größten Schonung gearbeitet wird. Wenn es auch wünschenswert erscheint, möglichst alle Knochensplitter zu entfernen, so soll man doch lieber gelegentlich ein Splitterchen zurücklassen, wenn seine Entfernung nur mit der Verletzung gesunder Hirnpartien erkauft werden kann.

Die Ausräumung des Zertrümmerungsherdes im Gehirn kann auch gefördert werden durch vorsichtiges Einschieben eines Gazestreifchens; in den Maschen desselben fangen sich mitunter Knochensplitter oder andere Fremdkörper, die dann beim Herausziehen folgen. Die zu dem gleichen Zweck empfohlene Umwicklung des tastenden Fingers mit Gazestreifen halte ich für unzweckmäßig, da dadurch das hier besonders notwendige und durch den Handschuh bereits beeinträchtigte feine Gefühl noch mehr herabgesetzt wird. Einige Autoren spülen die Höhle im Gehirn mit warmer

Kochsalzlösung aus; hierbei darf jedenfalls der Druck nicht zu hoch sein.

Die auf die geschilderte Weise gewonnene Ausbeute an Knochensplittern ist häufig eine beträchtliche. Man ist eigentlich bei jedem Fall aufs neue darüber erstaunt. Ich verweise auf Abb. 10, die übrigens weder hinsichtlich der Anzahl noch wegen der Größe der extrahierten Splitter einen außergewöhnlichen Befund darstellt.

Die mehrfach mitgeteilte Beobachtung, daß nach gründlicher Entfernung aller Fremdkörper das Gehirn sich ausdehnt und die vorhandene Höhle verkleinert („Folgen des Gehirns") habe ich in einigen Fällen auch gemacht; noch konstanter fand ich die Erscheinung, daß die Pulsation des Gehirns, die zu Beginn der Operation fehlte oder gering war, am Ende derselben lebhaft einsetzte.

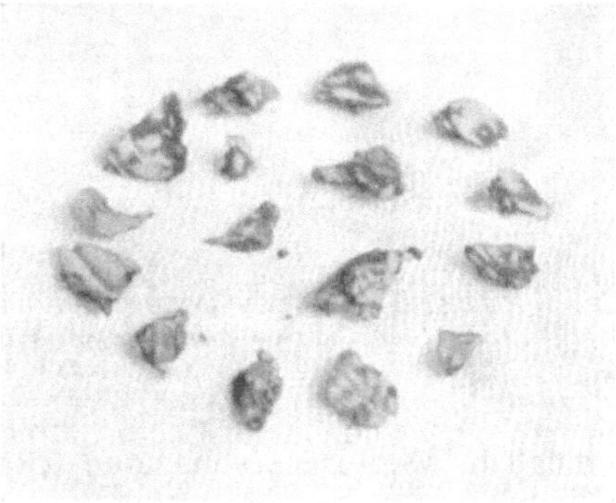

Abb. 10. Knochensplitter, bei der Operation von Fall 18 entfernt.

Eine unliebsame Störung der Operation verursacht mitunter die Sinusblutung. Bei den Tangentialschüssen kommt fast ausschließlich der Sinus sagittalis superior in Betracht; bei allen die sagittale Mittellinie kreuzenden Schüssen denke man jedenfalls an die Möglichkeit dieser Komplikation. Meist ist der Sinus wohl schon durch das Geschoß oder einen Knochensplitter verletzt worden, seine Blutung aber durch das entstandene Hämatom oder den darin steckenden Knochensplitter zum Stillstand gekommen. Bei der Ausräumung wird man dann durch eine mitunter recht starke venöse Blutung überrascht. Manchmal gelingt es, unter Kompression der Blutungsquelle die Operation zu Ende zu führen, andernfalls muß dieselbe nach sorgfältiger Tamponade des Wundgebietes abgebrochen werden. Bei dem ersten Tamponwechsel, den man zweckmäßig etwas hinausschiebt, muß man mit der Möglichkeit erneuter Blutung rechnen und daher entsprechende Maßnahmen vorbereiten.

Mit der Ausräumung der Zerfallshöhle im Gehirn ist die eigentliche Operation beendet. Die Duranaht ist meist nicht

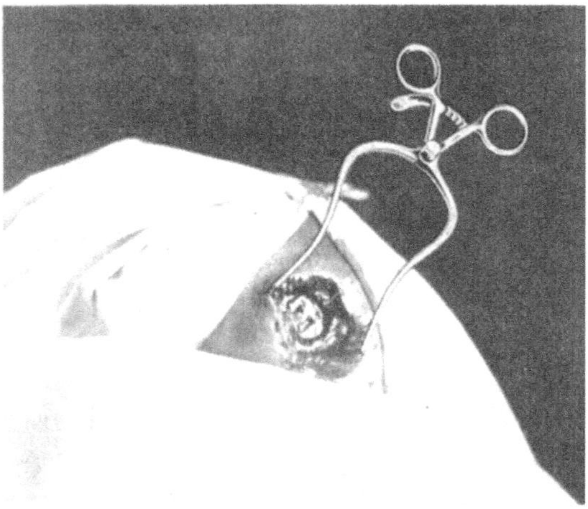

Abb. 11. Fall 18. Nach beendeter Wundrevision. Erweiterter Knochendefekt gut sichtbar.

möglich, wäre auch wohl kaum zweckmäßig. Ich lege dann einen Tampon ein, der zu der Wundecke herausgeleitet wird, die für den

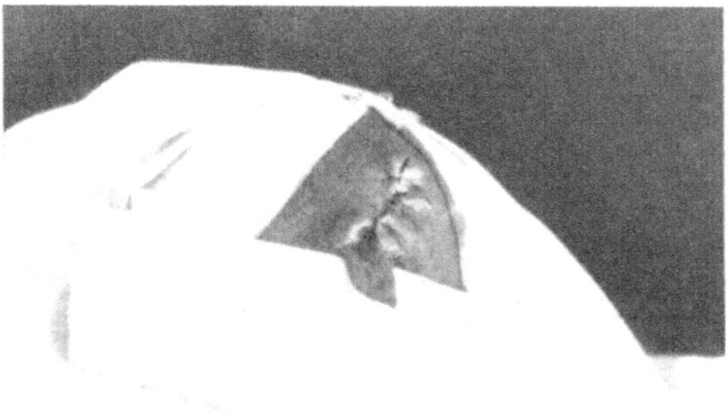

Abb. 12. Fall 18. Operation beendet.

Abfluß der Sekrete am günstigsten liegt. Bei sehr großer Wunde lege ich 2 Tampons, die an beiden Wundecken nach außen führen.

Der Tampon liegt im Niveau des Knochendefektes dem Gehirn lose auf, nur bei stärkerer Blutung tampone ich (ungern!) in die Höhle selbst hinein. Dann ist wohl wegen der Empfindlichkeit der Hirnsubstanz gegen differente Stoffe die sterile Gaze der Jodoformgaze vorzuziehen, die ich sonst ohne Bedenken verwende. Die übrige Hautwunde aber schließe ich in allen einigermaßen frischen Fällen durch exakte Naht. Vorher sind die Wundränder, wenn sie intensiv gequetscht oder stark beschmutzt waren, angefrischt worden.

Diesen wenigstens teilweisen primären Verschluß der Hautwunde möchte ich dringend anraten. Ich habe ihn von Anfang an geübt und recht gute Erfahrungen damit gemacht. Auch anderwärts scheint dies der Fall gewesen zu sein, denn während ursprünglich in der Mehrzahl der Publikationen das Offenlassen der Wunde gefordert wurde, mehren sich in der letzten Zeit die Stimmen, die die Naht befürworten. Für den Austritt der Sekrete genügt die Tamponadeöffnung, die, sofern sie nicht zu klein gemacht wird, es auch ermöglicht, die Wunde in der Tiefe bis zu einem gewissen Grade zu beobachten. Stellt sich tatsächlich eine stärkere Eiterung aus der Tiefe ein, so ist es eine Kleinigkeit, die Wunde weiter oder ganz zu öffnen. Man wird hierzu übrigens nur selten genötigt sein, da trotz der wohl immer anzunehmenden primären Infektion der Wunde in den frisch operierten Fällen in der Regel keine Eiterung zum Ausbruch kommt. Viel gefährlicher für die Wunden ist die sekundäre Infektion während der Nachbehandlung; diese ist aber nach der Naht leichter zu vermeiden, als wenn die ganze Wunde frei zutage liegt. Man muß sich auch darüber klar sein, daß ein Offenhalten der Wunde in idealem Sinne selbst dann unmöglich ist, wenn man auf den Verschluß der Weichteildecke verzichtet. Der dadurch zunächst erzielte Effekt wird bald meist durch den unvermeidlichen Eintritt von Verklebungen illusorisch gemacht; hinter diesen und unter den üppig aufschießenden Granulationen kann Eiterverhaltung und -Senkung ebenso leicht eintreten wie bei teilweise geschlossener Wunde. Auch dem sekundären Hirnprolaps arbeiten wir durch den Verschluß der Wunde entgegen; entwickelt er sich trotzdem, so wird er durch die darüberliegende Haut vor Infektion geschützt und durch leichte, aber ständige Kompression verkleinert. Ein weiterer Vorteil der Naht liegt schließlich darin, daß sie den Heilverlauf ganz außerordentlich abkürzt.

Schließlich noch einige technische Bemerkungen, zunächst über das Operationsinstrumentarium (hierzu Abb. 13). Die Hauptarbeit hat die Luersche Knochenzange zu leisten; sie muß gut imstande gehalten werden, da ihr richtiges Funktionieren die Operation wesentlich erleichtert und beschleunigt. Es empfiehlt sich, immer recht wenig Knochensubstanz auf einmal zu fassen („Knabberzange"!). Zum Absuchen des epiduralen Raumes verwende ich ein gebogenes Raspatorium, das sich, wie auch die

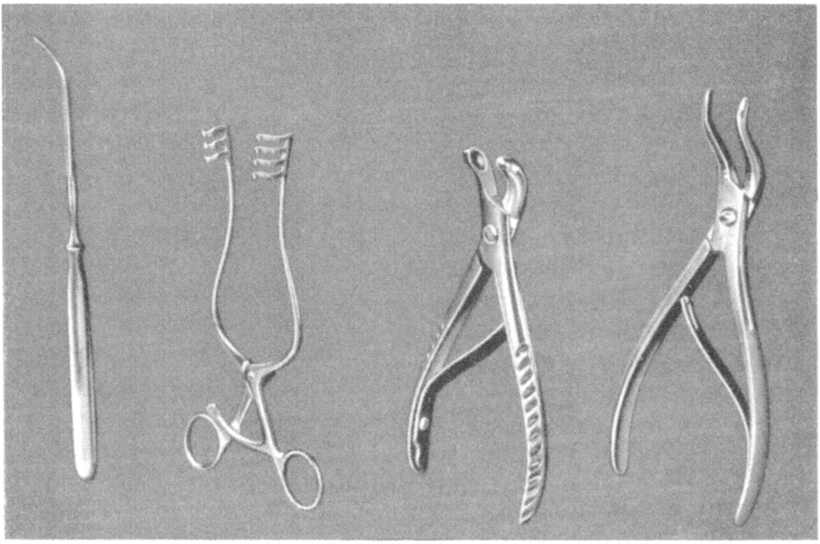

Abb. 13. Operationsinstrumentarium.

Luersche Zange, im Feldbesteck befindet. Bei der Entfernung der Knochensplitter leistet mir eine bayonettförmige Zange gute Dienste. Um die Wundränder während der Operation offen zu halten, lege ich ein selbsttätiges Spreizinstrument ein, das eine Assistenz entbehrlich macht und gleichzeitig die mitunter störende Blutung aus den Weichteilen stark vermindert. Die Umstechung des Wundgebietes nach Heidenhain kann dann unterbleiben. Die beiden letztgenannten Instrumente sind im offiziellen Feldbesteck nicht enthalten, zur Ausführung der Operation auch nicht unbedingt notwendig.

Die Operation muß natürlich unter Betäubung ausgeführt werden. Ich habe stets eine leichte Äthertropfnarkose angewandt und davon niemals Schaden gesehen. Von anderer Seite wird dringend empfohlen, den Eingriff in Lokalanästhesie durchzuführen. Ich zweifle keineswegs daran, daß dies möglich ist, habe aber bisher die Allgemeinnarkose wegen ihrer angenehmen Nebenwirkungen (vollständige Einschläferung des Kranken, Schlaf nach der Operation) beibehalten.

Aus der oben gegebenen Schilderung geht hervor, daß die operative Revision des Tangentialschusses ein Eingriff ist, der nur nach gehöriger Vorbereitung ausgeführt werden kann. Wo Zeit und Gelegenheit zur Durchführung einer derartigen größeren aseptischen Operation fehlen, ist es richtiger, den Verwundeten mit gut sitzendem Verbande an die Stelle weiterzuleiten, die die geforderten Bedingungen aufweist. Ein Aufschub von mehreren Stunden bis 1—2 Tagen schadet sicher weniger als ein mit unzureichenden Mitteln begonnener und unvollständig durchgeführter Eingriff. Ganz unzweckmäßig ist es jedenfalls, etwa bei der ersten Inspektion der Wunde die oberflächlichsten Splitter, womöglich nicht einmal ganz aseptisch, zu entfernen und dann den Prozeß sich selbst zu überlassen. Die so extrahierten Knochensplitter sind immer nur ein Bruchteil der wirklich vorhandenen und meist nicht einmal die gefährlichsten, da sie, oberflächlich und lose liegend, leicht spontan ausgestoßen werden.

Die Nachbehandlung ist einfach, wenn Komplikationen ausbleiben. Der Tampon wird am 2. Tage nach der Operation etwas gekürzt, am 4. Tage durch einen noch oberflächlicher liegenden ersetzt. Vom 6. oder 8. Tage an kann er meist ganz wegbleiben. Lag bei der Operation eine ausgedehnte Hirnsubstanzzertrümmerung vor, so fließt bei den ersten Verbandwechseln meist noch etwas Hirnbrei ab, gelegentlich kommt auch noch ein Knochensplitter zum Vorschein. Nach 10—12 Tagen ist die Wunde meist geheilt oder höchstens an der Tamponstelle noch oberflächlich offen. Nach 14 Tagen lasse ich die Patienten aufstehen und halte sie dann für gut transportfähig.

Beim Prellschuß, der zur völligen Eröffnung der Schädelkapsel geführt hat, verläuft die Operation in ganz ähnlicher Weise. Auch hier muß meist der Knochenspalt erweitert werden, um die deprimierten Knochenstücke, deren Ränder sich häufig unter den Knochenspalt geschoben haben, schonend entfernen zu können.

Da, wie oben ausgeführt, der Knochen häufig in der Diploë nochmals gebrochen ist, liegt meist unter dem oberflächlichen, aus Externa und Diploë bestehenden Knochenstück noch ein oder mehrere Internasplitter, die nicht übersehen werden dürfen. Ihre Anwesenheit verrät sich dadurch, daß man nach Entfernung des ersten Stückes in der Tiefe auf einen harten, etwas federnden Widerstand stößt. Die Extraktion hat mit Rücksicht auf die unmittelbar darunter liegende, eventuell unverletzte Dura recht vorsichtig zu geschehen.

Waren ausgedehnte Knochenpartien deprimiert, so hat man sich in jedem Falle die Frage vorzulegen, ob nicht der Knochen nach Zurückbringung in sein normales Niveau ganz oder teilweise erhalten und der entstehende Defekt dadurch verkleinert werden kann. Nur wenn eine Wiedereinheilung des Knochens infolge starker Zertrümmerung oder mangelnder Ernährung ausgeschlossen erscheint, darf der deprimierte Knochenteil definitiv entfernt werden.

Häufiger als beim Tangentialschuß finden wir beim Prellschuß die Dura unverletzt. Wenn dieselbe eine abnorme Spannung aufweist, nicht pulsiert und einen Bluterguß deutlich durchschimmern läßt, so ist oft die Entscheidung schwierig, ob man eine Spaltung derselben vornehmen soll. Ich habe dies bisher in allen Fällen unterlassen, weil ich annehme, daß die Wegnahme des Knochens bereits eine genügende Entlastung darstellt: den schalenförmigen subduralen Bluterguß dürfen wir der Resorption überlassen, gegen die Hirnkontusion und ihre Folgen sind wir dagegen doch machtlos. Andererseits erleichtert die Spaltung der Dura der Infektion den Weg in die Tiefe. Natürlich muß man diese Patienten nach der Operation besonders aufmerksam beobachten, um beim Auftreten oder bei der Zunahme von Hirndruckerscheinungen das Versäumte eventuell nachzuholen. Ich war bisher niemals dazu genötigt, konnte dagegen mehrmals feststellen, daß schon nach einigen Tagen die Dura ihre Pulsation wieder aufnahm.

Die Nachbehandlung ist dieselbe wie nach der Operation des Tangentialschusses. Die vollständige Rückbildung der Herderscheinungen nimmt meist längere Zeit in Anspruch, setzt auch selten unmittelbar nach der Operation ein. Auch die Besserung des Allgemeinbefindens geht häufig recht langsam vonstatten; manchmal hatte ich den Eindruck, daß die Erholung nach Prellschüssen länger auf sich warten ließ als beim Tangentialschuß ähnlichen Grades (stärkere Gehirnerschütterung infolge der den Schädel direkter treffenden Geschoßbahn?).

Über die bei den übrigen Schußformen eventuell vorzunehmenden Wundrevisionen ist oben bereits das Wichtigste gesagt worden.

Wir besprachen bisher ausschließlich die Operationen, die zur Verbesserung der Wundheilungschancen vorgenommen werden. Natürlich können gelegentlich auch andere Indikationen einen operativen Eingriff im Frühstadium veranlassen. Hier ist in erster Linie die nachgewiesene oder wenigstens vermutete intrakranielle Blutung zu nennen. Von arteriellen Gefäßen kommt fast ausschließlich die Verletzung der Meningea media in Frage, deren Symptomenkomplex als bekannt vorausgesetzt werden kann. Alle Beobachter sind darüber einig, daß sie im Felde nur äußerst selten zur Beobachtung gelangt. Etwas häufiger scheinen venöse Sinusblutungen zu sein. Die dabei entstehenden Hämatome sollen geringer sein und weniger deletär wirken als die Hämatome des Meningeagebietes. Man wird aber trotzdem schon wegen der möglichen Infektion des Blutergusses eine operative Beseitigung desselben ins Auge fassen müssen, sofern nicht schon aus anderen Gründen (Knochensplitterung!) die Operation angezeigt erscheint.

Eine weitere Indikation für den primären Eingriff können auch einmal auftretende und gut lokalisierbare Rindenreizerscheinungen in Form von klonischen Krämpfen und spastischen Muskelkontrakturen bilden.

Ich komme nunmehr zur Behandlung der Komplikationen des Schädelschusses, unter denen die ausbrechende Infektion an Bedeutung obenan steht. Die verschiedenen Formen, die dieselbe annehmen kann (eitrige Encephalitis, Hirnabszeß, Meningitis) sind oben besprochen worden, hier haben wir uns nur noch mit den gemeinsamen klinischen Anzeichen dieser sich häufig kombinierenden Störungen zu beschäftigen.

Wichtige Anhaltspunkte gibt uns schon die genaue Beobachtung der äußeren Wunden. Eine stärkere, ausgesprochen eitrige Sekretion aus der Tiefe ist natürlich nur durch den Eintritt der Infektion zu erklären. Entzündungssymptome in der Umgebung der äußeren Wunden weisen gleichfalls auf einen Eiterungsprozeß in der Tiefe hin, sofern sie nicht durch oberflächliche Wundheilungsstörungen begründet erscheinen. Auch der sekundär eintretende Hirnprolaps ist häufig auf die gleiche Ursache zurückzuführen.

Von den allgemeineren Symptomen haben wir besonders auf das Verhalten der Temperatur zu achten. Wenn auch vereinzelt Temperatursteigerung bei Schädelschüssen beobachtet wird, ohne daß eine Vereiterung derselben manifest wird, so muß doch der einsetzende Temperaturanstieg stets den Verdacht auf Infektion erwecken. Fortlaufende, genaue Temperaturmessungen sind deshalb unerläßlich. Andere gleichwertige Anzeichen sind starke Kopfschmerzen, Erbrechen, Bewußtseinstrübungen, namentlich wenn sie einige Tage nach der Verwundung erstmals oder in gesteigerter Form auftreten. Auch das Erscheinen oder die Zunahme von Herderscheinungen in Form von Lähmungen oder Krämpfen kann in der ausbrechenden Infektion begründet sein. Durch Raumbeengung im Schädelinnern kann schließlich der bekannte Symptomenkomplex des Hirndrucks entstehen. Wir erkennen das Auftreten und den Grad desselben an der Pulsverlangsamung mit Veränderung der Qualität desselben (Druckpuls), aus der Stauungspapille und dem erhöhten Liquordruck: auf all diese Erscheinungen muß deshalb sorgsam geachtet werden.

Die aufgezählten Symptome brauchen nicht in allen Fällen vorhanden zu sein, insbesondere wird häufig darauf hingewiesen, daß trotz ausgebrochener Infektion stärkere Hirndruckerscheinungen fehlen können, vermutlich weil die durch die Verwundung oder die Operation geschaffene Schädellücke ventilartig wirkt und eine Steigerung des Innendrucks hintanhält. Ebenso können die geschilderten Symptome, namentlich die allgemeiner Natur, gelegentlich durch andere, nicht infektiöse Vorgänge bedingt sein. Die Beurteilung derartiger Krankheitsbilder kann daher recht schwierig und verantwortungsvoll sein, da andererseits von der rechtzeitigen Erkennung der Infektion außerordentlich viel abhängt.

Was haben wir nun zu tun, wenn wir den Eintritt der Infektion an der Hirnwunde annehmen zu müssen glauben?

In jedem Falle ist der Eiterherd freizulegen und eine gründliche und dauernde Entleerung desselben herzustellen. Hat bereits im Primärstadium eine Operation stattgefunden, so ist die Wunde zu öffnen, nach Bedürfnis auch zu erweitern; hierbei haben wir uns vor der Infektion gesunder Hirnpartien zu hüten.

Wurde der Patient primär nicht operiert, so haben wir das jetzt nachzuholen, den Eiterherd aufzusuchen, vorhandene, die Eiterung unterhaltende Fremdkörper zu entfernen und möglichst günstige Abflußbedingungen für die Sekrete zu schaffen. Nach diesen wegen Eiterung vorgenommenen Operationen bleiben die Wunden natürlich im wesentlichen offen.

Auch wenn das bekannte klinische Bild der Meningitis vorliegt, ist wenigstens im Frühstadium derselben die operative Freilegung des Wundgebietes ins Auge zu fassen. Da die Meningitis meist von der Verletzungsstelle ausgeht und daher in der Umgebung derselben am stärksten entwickelt ist, kann eine Beeinflussung wenigstens in einem gewissen Zeitpunkt doch nicht ganz ausgeschlossen werden. Sie tritt ja zudem nach Schädelschüssen selten in reiner Form auf, sondern schließt sich meist als sekundäre Erkrankung an die eitrige Encephalitis oder den Hirnabszeß an, die an sich den operativen Eingriff verlangen. Zeigt es sich dabei, daß die Meningen nur in der Umgebung eitrig infiltriert sind, so erscheint der Versuch, durch Ausräumung des eitrigen Exsudates dem Weiterschreiten des Prozesses Einhalt zu gebieten, durchaus gerechtfertigt. Liegt bereits eine diffuse eitrige Meningitis vor, so sind die Aussichten an sich sehr trübe; die trotzdem nicht zu versäumende Behandlung (tägliche Lumbalpunktionen, Urotropin s. unten) wird nur ganz vereinzelt Erfolg haben.

Die Auffindung des Eiterherdes bei der sekundären Operation kann erschwert sein, wenn derselbe mit der Verletzungsstelle makroskopisch nicht zusammenhängt oder beim Vorhandensein eines Schußkanals von einem nicht leicht zugänglichen Punkte desselben ausgegangen ist. Bei Steckschüssen wird man wohl meist die Eiterung in der Umgebung des Geschosses zu suchen haben. Zum Auffinden tiefliegender Abszesse ist mitunter die Hirnpunktion nicht zu umgehen, wenn man sich auch der Gefahren derselben bei eitrigen Prozessen stets bewußt bleiben soll.

Nach gelungener Auffindung und Entleerung des Eiterherdes haben wir für eine gut funktionierende Drainage desselben zu sorgen. Leider stößt dieselbe häufig auf große Schwierigkeiten, was um so verhängnisvoller ist, als gerade die eitrigen Prozesse im Gehirn zum Weiterschreiten und schließlichen Durchbruch in die Meningen oder Hirnventrikel neigen. Eine Reihe von Vorschlägen beschäftigt sich daher mit der Verbesserung der Drainage. Ich kann dieselben im wesentlichen nur registrieren, da ich glücklicherweise nur wenig eigene Erfahrungen über Hirnabszeßbehandlung nach Schädelschüssen besitze.

Die gewöhnlichen Drainagemittel werden meist widerraten, weil sie das Gehirn mechanisch schädigen und durch Druck neue Erweichungsherde veranlassen können, die wieder der Infektion verfallen. Dies gilt in erster Linie für die Glasdrains, daneben aber auch für die üblichen Gummi- oder Kautschukröhren. Zur Vermeidung einer derartigen Schädigung empfiehlt Wilms, das Drainrohr unbeweglich zu fixieren. Er durchsticht dasselbe kreuzweise mit dünnem Eisendraht, den er an der Kopfoberfläche durch Naht oder Heftpflaster befestigt. Um den zu frühzeitigen Verschluß der Höhle zu verhindern, exzidiert er außerdem ein Stück aus der Decke des Eiterherdes; dies soll nach Bedarf wiederholt werden. Gegen eine derartige Fixation des Drainrohrs habe ich theoretische Bedenken, weil dabei der Pulsation des Gehirns nicht genügend Rechnung getragen wird. Es steht wohl außer Zweifel, daß die lebhaft pulsierende Gehirnmasse durch ein unbeweglich fixiertes Drain viel leichter und nachhaltiger geschädigt werden kann, als durch eine lose liegende, den Bewegungen nachgebende Drainage.

Ein weiterer Nachteil jeder Drainage liegt darin, daß durch dicken Eiter und Hirndetritus leicht Verstopfung eintritt und daß selbst bei gutem Funktionieren des Rohrs mehrbuchtige Höhlen nur unvollkommen entleert werden. Mehrfach ist deshalb die Tamponade mit lockerer Gaze empfohlen worden. Auch hierbei sind übrigens Verletzungen der hochempfindlichen Hirnsubstanz beim Einführen und Wechseln der Gaze zu erwarten, vor allem aber tritt sehr bald infolge der Verstopfung der Gazemaschen eine Sekretstauung ein; selbst täglicher Tamponwechsel wird dann Eiterverhaltung nicht verhindern können. Auch dabei entwickelt die Hirnpulsation eine unheilvolle Wirkung, indem sie den Eiter, dem der Abfluß nach außen verlegt ist, in die gesunde Nachbarschaft einpressen kann.

Die sogenannten Zigarettendrains, Gazeröllchen, die mit Guttapercha umwickelt sind, lassen sich zwar schonend einführen und entfernen, bieten aber keine Gewähr gegen Sekretstauung infolge Durchtränkung der Gaze. Bárány beschränkt sich deshalb darauf, Guttaperchastreifchen von $^1/_4$—1 cm Breite einzulegen. Schädigungen des Gehirns können dabei vermieden werden, auch Sekretstauung ist nicht zu fürchten. In derselben Weise läßt sich Protektiv-Silk oder Billrothbattist verwenden.

Die Entleerung des Eiters kann mitunter durch entsprechende Kopf- und Körperhaltung unterstützt werden; man wird dann natürlich während des Verbandwechsels, eventuell auch in der Zwischenzeit, den Patienten nach Möglichkeit in der betreffenden Weise lagern.

Die Ausheilung des Abszesses muß von der Tiefe her durch Gliawucherung erfolgen. Da hierzu meist längere Zeit erforderlich ist, soll die Wunde genügend lange offen gehalten werden. Vorzeitiger Schluß der Abszeßdecke kann zu abermaliger Eiteransammlung führen.

Alle Beobachter berichten übereinstimmend, daß die wegen Eiterung ausgeführten sekundären Gehirnoperationen trotz gelegentlicher schöner Erfolge im ganzen doch recht ungünstige Chancen aufweisen. Dies muß uns dazu führen, den Ausbruch der Infektion nach Möglichkeit zu verhindern. Für eine Reihe von Schädelschüssen besitzen wir in der primären operativen Wundrevision ein derartiges prophylaktisch wirkendes Mittel, dessen baldige und sachgemäße Anwendung also auch aus der erwähnten Erfahrung heraus gefordert werden muß.

Die Steigerung des intrakraniellen Druckes, die als häufige Begleiterscheinung der Infektion genannt wurde, kann auch eintreten, ohne daß die Infektion zu erkennbarem Ausbruch kommt. Die mutmaßliche pathologische Grundlage dieser Störung (kollaterales Hirnödem) wurde im 2. Kapitel geschildert, auch die klinischen Anzeichen (allgemeine Hirndrucksymptome, lokaler Hirnprolaps) sind mehrfach erwähnt worden.

Vorübergehende Hirndruckerscheinungen mäßigen Grades finden wir überhaupt im Verlauf der Schädelschüsse recht häufig. Wo sie die Infektion begleiten, wird die Therapie in erster Linie gegen diese zu richten sein, da die Beseitigung derselben auch den Hirndruck günstig beeinflußt. Außerdem aber besitzen wir in der Lumbalpunktion ein Mittel, um den intrakraniellen Druck zu vermindern. Da dieses Verfahren, wie oben erwähnt, gelegentlich auch wertvolle diagnostische Anhaltspunkte ergibt, nehme ich seit längerer Zeit bei jedem Schädelschuß bis zur Heilung wiederholte Lumbalpunktionen vor. Gewöhnlich punktiere ich alle 4—5 Tage, im ganzen also 3—5 mal. Sollten in der Zwischenzeit einmal die Hirndruckerscheinungen bedrohlich steigen, so würde ich ebenfalls sofort wieder punktieren; auch bei ausgebrochener Meningitis dürfte sich die (tägliche) Lumbalpunktion empfehlen. Scheint der Liquordruck normal, so lasse ich etwa ein halbes Reagenzglas voll ablaufen, bei gesteigertem Druck wesentlich mehr. Außer den bekannten, schnell vorübergehenden Störungen (Kopfschmerzen!) habe ich keine Schädigung von dieser, ja auch anderwärts empfohlenen Maßnahme gesehen, dagegen glaubte ich nicht selten eine augenblickliche Besserung des Befindens feststellen zu können; einige Male wurde dies auch vom Kranken spontan angegeben.

Der Hirnprolaps erfordert eine aktive Behandlung nur dann, wenn die Gefahr der Strangulation durch eine zu enge Knochenöffnung vorliegt. Wir dürfen dann eventuell nicht zögern, dieselbe zu vergrößern, um die Ernährungsstörung zu beheben und Nekrotisierung zu vermeiden. Daß die Größe des Knochendefektes die Prolapsgefahr eher vermindert als vermehrt, wurde oben betont. Der nekrotisch gewordene Prolaps muß allerdings abgetragen werden; im übrigen aber soll man zuwarten, da erfahrungsgemäß auch sehr große Hirnvorfälle sich im Laufe der Zeit vollständig zurückbilden können. Mehrfach habe ich die Beobachtung gemacht, daß in sitzender Stellung des Patienten der Prolaps weniger stark prominierte als im Liegen, gelegentlich sogar ganz im Schädelinneren verschwand. Ich empfehle daher, solche Patienten zeitig aufzusetzen, vielleicht auch etwas früher, als sonst beabsichtigt, aufstehen zu lassen. Daß hinter dem Hirnprolaps sich gelegentlich ein Hirnabszeß verbirgt, wurde oben mehrfach erwähnt: liegen also Anzeichen für das Bestehen eines solchen vor, so ist danach zu fahnden. Auch hierbei wird gelegentlich die Hirnpunktion nicht zu entbehren sein.

Es wird in der Literatur mehrfach darauf aufmerksam gemacht, daß die Erkennung des Hirnvorfalls gelegentlich erschwert sein kann. Nicht alle Massen, die aus den Schädelöffnungen hervordrängen, bestehen tatsächlich aus Hirnsubstanz; es können Verwechslungen mit Blutgerinnseln, eventuell auch einmal mit tumorartig wuchernden Granulationen unterlaufen. Ich besitze hierüber keine eigenen Erfahrungen; in den von mir beobachteten Fällen konnte kein Zweifel über die Natur des prolabierten Gewebes bestehen.

Die Liquorfistel können wir therapeutisch kaum beeinflussen. Da die Infektionsgefahr durch sie enorm vermehrt wird, ist hier mit doppelter Sorgfalt vorzugehen. Peinlichste Sauberkeit beim Verbandwechsel, der wegen der schnellen Durchtränkung der Stoffe sehr häufig erfolgen muß!

Geringer sind die Gefahren des Hirnausflusses. Immerhin bildet auch er eine Infektionsmöglichkeit, in der ich eine Indikation zur primären Wundrevision gelegentlich auch dann sehe, wenn die vorliegende Schußform dieselbe nicht unbedingt erfordert.

Über die sonstige Behandlung des Schädelschusses ist wenig zu sagen. Die Bedeutung der Ruhe wurde schon mehrmals betont. Meist lasse ich die Patienten, auch in den unkompliziert verlaufenden Fällen, 14 Tage strenge Bettruhe halten. In den ersten Tagen ist die Blasenfunktion zu überwachen, namentlich wenn Bewußtseinsstörungen vorliegen. Auch der Stuhlgang soll beobachtet und nötigenfalls geregelt werden. Daß schließlich derartig schwerverletzte Patienten neben der entsprechenden Behandlung auch einer sorgsamen Pflege bedürfen, ist selbstverständlich. Nicht selten sind eigene Nachtwachen erforderlich.

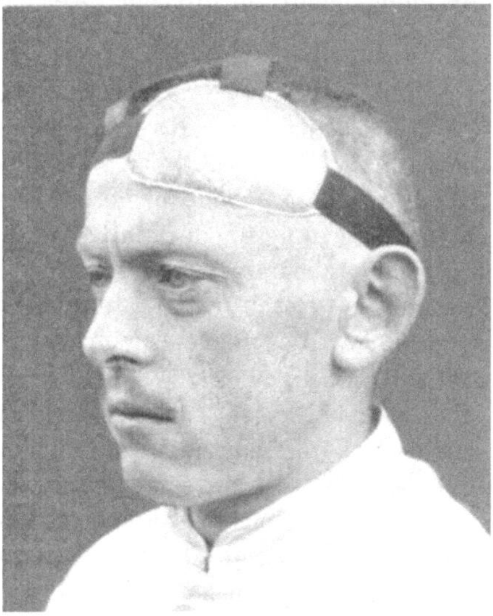

Abb. 14. Metallschutzkappe.

Zum Schluß sei noch erwähnt, daß ich, wie mehrfach empfohlen, jeden Schädelschuß vom ersten Tage an Urotropin (Hexamethylentetramin) 3× tgl. 2 Tabletten à 0,5 einnehmen lasse. Aus der Behandlung der Meningitis übernommen, soll dieses Mittel ein Prophylaktikum gegen diese und andere eitrige Komplikationen bilden. Wie weit dieser Zweck erreicht wird, ist naturgemäß schwer festzustellen.

Der durch die Verwundung gesetzte und durch die Operation vergrößerte Schädeldefekt wird in vielen Fällen später operativ gedeckt werden müssen. Diesen Eingriff schon frühzeitig, ja wie empfohlen, schon bei der ersten Operation vorzunehmen, halte ich trotz einzelner, in der Literatur mitgeteilter guter Erfolge für unzweckmäßig; zum mindesten sollte dies auf einzelne, besonders günstig gelagerte Fälle beschränkt, als generelles Verfahren jedenfalls aber nicht geübt werden. Von der Schilderung der in Betracht kommenden Methoden (Müller-Königsche Operation, Faszienplastik usw.) sehe ich daher hier ab. Ich pflege meine Patienten zunächst mit einer Metallschutzkappe zu entlassen, die gegen äußere Insulte genügend Schutz gewährt und die auch im Felde leicht improvisiert werden kann (s. Abb. 14).

V. Aus meinem eigenen Material.

In diesem letzten Kapitel möchte ich über die von mir behandelten Schädelschüsse auszugsweise berichten. Die operierten Fälle sollen dabei sämtlich mitgeteilt werden. Der Übersichtlichkeit halber und um Wiederholungen zu vermeiden, habe ich sie in 3 Tabellen zusammengefaßt; nur von einem einzigen Falle, dessen Verlauf als typisch für die Mehrzahl der anderen bezeichnet werden kann, soll die Krankengeschichte ausführlich wiedergegeben werden.

Ich habe bisher 33 Schädelschüsse operiert. Die an sich ja nicht sehr hohe Zahl der Fälle wird reichlich dadurch aufgewogen, daß es sich um ein nach einheitlichen Grundsätzen beobachtetes und behandeltes Material handelt, während die großen Zahlen meistens Sammelstatistiken entstammen, in denen höchst verschiedenartige Bestandteile zusammengetragen sind.

Der Schußform nach handelt es sich um 18 Tangentialschüsse, 9 Prellschüsse; die übrigen 6 Fälle verteilen sich auf die anderen Schußarten. Nur in 28 Fällen konnte die Art des verwundenden Projektils angegeben bzw. festgestellt werden; darunter waren 11 Infanteriegeschoßverletzungen und 17 Artillerieverletzungen (12 mal Granatsplitter, 2 mal Schrapnellkugeln, 2 mal Minensplitter, 1 mal Revolverkanonengeschoßsplitert).

Bezüglich der Lokalisation der Schüsse fällt sofort ein enormes Überwiegen der linken Schädelhälfte auf. Unter den 18 Tangentialschüssen beschränkten sich 12 auf die linke Seite, nur 4 waren rechts, 2 auf beiden Seiten lokalisiert. Von 9 Prellschüssen befanden sich 7 links, 1 rechts, 1 etwa in der Mittellinie.

Ich würde hierin ein Spiel des Zufalls sehen, wenn nicht auch anderwärts die gleiche Beobachtung gemacht worden wäre. Kämen nur Infanteriegeschoßverletzungen in Frage, so könnte man die Stellung des Schützen, der im Anschlag die linke Seite nach vorn wendet und dadurch die linke Kopfhälfte etwas mehr exponiert, anschuldigen. Für die Artillerieverletzungen, die unter meinen Fällen sogar überwiegen, kann diese Erklärung indes nicht herangezogen werden. Die Ursache dieses eigenartigen Prävalierens der linken Seite bleibt also vorläufig dunkel, denn Erklärungsversuche derart, daß die Verletzungen der rechten Schädel- und Gehirnhälfte deletärer wirken als die der linken, sind Umschreibungen, nicht Lösungen der Frage, solange sie selbst nicht bewiesen und erklärt werden.

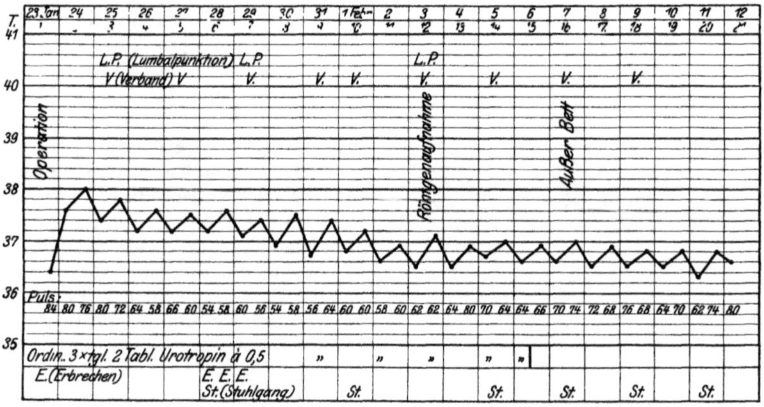

Abb. 15. Temperatur- und Pulskurve von Fall 18.

Von den operierten Tangentialschüssen soll nun zunächst ein Fall etwas genauer geschildert werden.

M. G. (Fall 18 der Tab. I). Am 22. I. 16 nachmittags 5 Uhr durch Minensplitter am Kopf verwundet. Nach Anlegung eines Verbandes zum Hauptverbandplatz, von dort am 23. I. 16 vormittags ins Feldlazarett. Unmittelbar nach der Verwundung ungefähr 10 Minuten bewußtlos, soll während dieser Zeit erbrochen haben. Nachdem er wieder zu sich gekommen war, konnte er alle Glieder gebrauchen, auch selbst gehen.

Befund bei der Aufnahme ins Lazarett: Vollkommen bei Besinnung; während der Untersuchung einmal Erbrechen. Auf dem Kopfe etwas nach unten und hinten vom linken Tuber parietale pfennigstückgroße, leicht gelappte Hautwunde. Nach unten und etwas hinten davon, durch 3 cm breite Hautbrücke getrennt, eine zweite, etwas kleinere Hautwunde. Beim Auseinanderziehen der Hautränder an der oberen Wunde sieht man, daß der Knochen in der Tiefe in ganzer Dicke verletzt ist; mehrere Knochensplitter sichtbar, es fließt zertrümmerte Hirnsubstanz ab. Die Patellarreflexe sind beiderseits ziemlich lebhaft, sonst keine nervösen Symptome. Extremitäten können gut gebraucht werden. Puls nach Frequenz und Qualität normal.

Vorbereitung zur Operation: Umgebung der Wunde sorgfältig rasiert und durch Jodanstrich desinfiziert.

Mittags 12 Uhr (19 Stunden nach der Verwundung) Operation. Morphin. 0,01 Äthertropfnarkose. Beide Wunden durch Schnitt verbunden, Knochen freigelegt. Dieser weist einen zentimeterbreiten, vollständig durchgehenden länglichen Spalt auf, dessen Endpunkte beiden Hautöffnungen entsprechen: es handelt sich also um einen Tangentialschuß. Erweiterung des Knochenspaltes, bis überall ein Randsaum unverletzter Dura vorliegt. Absuchung des Epiduralraumes, vorsichtige Austastung der über walnußgroßen Zertrümmerungshöhle im Gehirn. Entfernung von 16 Knochensplittern (s. Abb. 10). Nach vollständiger Ausräumung, bei der auch ein Tuchfetzen zutage gefördert wird, Einlegung eines Jodoformgazetampons in den Schädeldefekt. Sodann exakte Naht der Wundränder nach teilweiser Anfrischung derselben (s. Abb. 11 und 12). Verband. Ab heute 3 × tgl. 2 Tabl. Urotropin à 0,5.

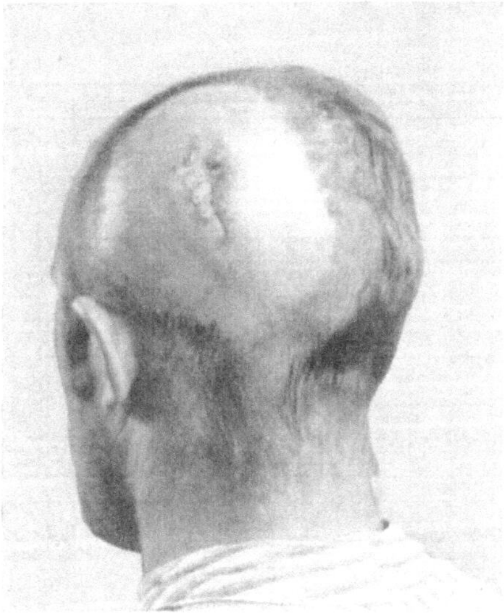

Abb. 16. Fall 18 bei der Entlassung.

Verlauf: 24. I. Operation gut überstanden, Wohlbefinden. Prüfung des nervösen Befundes ergibt wieder Fehlen von Herderscheinungen. Patellarreflexe sehr lebhaft, fast gesteigert, kein Fußklonus, kein Babinski.

25. I. Tampon etwas gekürzt. Wunde gut aussehend. I. Lumbalpunktion: Liquor deutlich bluthaltig, Druck nicht erhöht.

27. I. Tampon entfernt, durch ganz oberflächlichen ersetzt. Wohlbefinden.

28. I. Patient fühlt sich heute etwas weniger gut, hat mehrmals erbrochen, klagt über stärkere Kopfschmerzen. Puls kräftig, leicht verlangsamt. Gesamteindruck im ganzen doch gut. Stuhlgang.

29. I. Wunde sehr gut aussehend, bleibt ohne Tampon. Befinden etwas besser, doch noch großes Ruhe- und Schlafbedürfnis. II. Lumbalpunktion: Liquor noch deutlich bluthaltig. Druck anscheinend mäßig erhöht.

31. I. Wieder vollkommenes Wohlbefinden. Puls noch leicht verlangsamt, ziemlich voll.

3. II. Wunde geschlossen. III. Lumbalpunktion: Liquor klar, farblos, setzt auch nach längerem Stehen keine Blutspuren mehr ab. Druck normal. Heute Röntgenaufnahme: ovaler Knochendefekt gut sichtbar. Keine Geschoß- oder Knochensplitterschatten.

6. II. Vollkommenes Wohlbefinden. Urotropin ausgesetzt.

7. II. Wunde vollständig geheilt. Patient erstmals außer Bett. Augenhintergrund beiderseits ohne Befund. Puls von normaler Frequenz.

12. II. Mit Auto zum Lazarettzug befördert. Wunde vollkommen vernarbt, etwas eingezogen, keine Pulsation nachweisbar (s. Abb. 16). Patellarreflexe immer noch recht lebhaft, sonst keine nervösen Symptome. Puls normal. Außer gelegentlichen Klagen über mäßige Kopfschmerzen keine Beschwerden.

Die folgenden 3 Tabellen enthalten die wesentlichsten Punkte sämtlicher operierter Schädelschüsse [1]).

Tabelle I. Operierte Tangentialschüsse (Fall 1—18).

Fall	Wundverhältnisse	Wesentlichste nervöse Symptome	Operation	Verlauf
1.	L. Schläfe. Hirnausfluß.	Bewußtlos, läßt unter sich. Parese der rechten Extr., bes. d. oberen.	Mehrere Tage nach der Verwundung, ergibt Meningitis.	3 Stunden nach der Operation Exitus letalis. Sektion unterblieb.
2.	Stirn, frontal verlaufend Inf.-Geschoß. Hirnausfluß.	—	36 Stunden nach der Verwundung	Sekundärer Hirnprolaps, von selbst zurückgehend. 32 Tage nach der Operation mit gut geheilter Wunde entlassen; keine Ausfallserscheinungen.
3.	L. Schläfe. Granatsplitter.	Leicht somnolent; später Kopfschmerzen u. leichte Pulsverlangsamung.	1. Wundrevision u. Granatsplitterentfernung. 2. 10 Tage später Trepanation.	Ungestörter Heilverlauf. 13 Tage nach der zweiten Operation entlassen. Außer Klagen über Kopfschmerzen keine Störungen oder Beschwerden.

[1]) Eine etwas ausführlichere Beschreibung der Mehrzahl derselben habe ich in den Beitr. z. klin. Chir. gegeben (Bd. 98, Heft 3. 12. kriegschir. Heft „Hundert Operationen im Feldlazarett“). Von den dort mitgeteilten Fällen entspricht Fall 1—16 den gleichziffrigen Fällen dieser Monographie, Fall 17—23 und Fall 24—27 den hier als 19—25 bzw. 28—31 bezeichneten Fällen.

Fall	Wund-verhältnisse	Wesentlichste nervöse Symptome	Operation	Verlauf
4.	L. Schläfe. Primärer Hirnprolaps.	Leicht benommen. Mäßige Sprachlähmung, Fazialislähmung r.	9 Tage nach der Verw. Nekrotisch. Hirnprolaps abgetragen.	Im Laufe der Nachbehandlung geht Sprachlähmung wesentlich zurück, auch Fazialislähmung bessert sich. Bei der Entlassung (26 Tage n. d. O.) noch Andeutung von Sprachstörung. R. Mundwinkel noch leicht herabhängend, sonst Fazialis intakt.
5.	L. Schläfe. Granatsplitter. Hirnausfluß.	Leicht benommen. Motorische Aphasie. Fazialisparese r.	50 Stunden nach der Verw.	Während der Nachbehandlung Hirnprolaps aus der Tamponöffnung, oberster Teil abgetragen. Dann ungestörte Heilung. Bei der 25 Tage n. d. O. erfolgten Entlassung nur geringe Beeinträchtigung der Sprache. Parese des r. Armes. Keine Fazialisparese.
6.	L. Scheitelbein. Granatsplitter. Hirnausfluß.	Benommen. Vollkommene motor. Lähmung des r. Armes und r. Beines.	2 Tage nach der Verw.	Wunde heilt reaktionslos. Lähmung des r. Beines geht zurück, die des Armes bleibt. Bei der 23 Tage nach d. Op. erfolgten Entlassung schlaffe Lähmung des r. Armes. R. Bein führt alle Bewegungen, etwas schwächer als l. aus. Gang kaum gestört.
7.	R. Schläfe. Granatsplitter. Hirnausfluß.	—	$6^1/_2$ Stunden n. d. Verw., dabei Granatsplitterentfernung.	Vollkommen ungestörter Heilverlauf. 11 Tage nach der Operation ohne Beschwerden entl.
8.	L. Stirnhälfte, Haargrenze. Inf.-Geschoß.	Somnolent, keine Herderscheinungen.	3 Tage nach der Verw.	Ungestörter Heilverlauf. 19 Tage nach der Operation entlassen, dabei Klagen üb. Schwindelgefühl und zeitweise starke Kopfschmerzen.

Fall	Wund-verhältnisse	Wesentlichste nervöse Symptome	Operation	Verlauf
9.	Ganze rechte Schädelhälfte von Stirn bis Hinterhaupt. Hirnausfluß.	Stark benommen. Herderscheinungen nicht beobachtet.	Zeit zwisch. Verw. und Operation nicht festzustellen.	Zuerst leidliches Befinden. Am 4. Tage Hirnprolaps an der hinteren Tamponstelle. Bei jedem Verbandwechsel Abfluß von Hirnbrei u. Liquor (Liquorfistel). Am 8. Tage meningitische Symptome. Am 11. Tage Exitus letalis. Aus dem Sektionsprotokoll: Traumatische Erweichung des hinteren Stirn-, des Scheitel- u. vorderen Okzipitalhirns bis in den Seitenventrikel. Eitr. Meningitis.
10.	R. Scheitelbeinhöckergegend. Minenverletzung. Hirnausfluß.	—	24 Stunden nach der Verw.	Ungestörter Heilverlauf. Bei der 12 Tage nach der Oper. erfolgenden Entlassung auß. Klagen über zeitweil. Kopfschmerzen keine Beschwerd.
11.	R. Hinterkopfgegend. Inf.-Geschoß. Hirnausfluß.	Somnolent, keine Herderscheinungen.	32 Stunden nach der Verw.	Bei den ersten Verbandwechseln immer noch Hirnausfluß, der dann sistiert. Bei der Entl. 16 Tage n. d. O. Wunde geschlossen. Keine Ausfallserscheinungen. Gesichtsfeld normal (keine genauere Prüfung).
12.	L. Scheitelbeingegend. Inf.-Geschoß. Hirnausfluß.	Stark benommen, spricht nicht.	43 Stunden n. d. Verw. Ausgedehnte Knochen- u. Hirnzertrümmerung	Mäßiger Hirnprolaps an beid. Tamponadeöffnungen, allmählich spontan zurückgehend. Langsame vollständige Erholung. Wundheilung ungestört. Entl. n. 42 Tagen: dabei kein Hirnprolaps, Tamponadestellen nach unten geschlossen, oberfl. granulierend. Keine Ausfallserscheinungen. K. Beschwerden.
13.	L. Schläfengegend. Revolverkanonengeschoßsplitter. Hirnausfluß.	Motorische Aphasie. Lähmung des r. N. facialis u. des r. Armes.	$2^1/_2$ Tage n. der Verw.	Wunde muß wegen Eiterung aus der Tiefe geöffnet werd. Typischer Rindenabsz., entleert sich gut. Höhle verkleinert sich langsam. 3 Wochen nach d. Operation Temperaturstieg. Pneumonie. Schneller Verfall. Am 24. Tage nach der Operation Exitus. Sektionsprotokoll: Todesursache Pneumonie s. u.

Fall	Wund-verhältnisse	Wesentlichste nervöse Symptome	Operation	Verlauf
14.	L. Schläfe, dicht oberhalb des Ohrs. Inf.-Geschoß. Starker Hirnausfluß.	Vollkommen bewußtlos, läßt unter sich. Wie etwas später festzustellen komplette Sprachlähmung u. Lähmung des r. Armes u. Beines.	Mindestens 3 Tage. Enorme Hirnzertrümmerung, währ. Oper. ständig Liquorfluß.	Lange Zeit schwer darniederliegend. Ganz allmähliche Erholung. Liquorfistel versiegt nach 4 Wochen. Hirnprolaps, spontan zurückgehend. Sprache kehrt langsam zurück, behalt lange d. Typus d. sensorisch. Aphasie. Lähmung von Arm und Bein ebenf. zurückgehend. Bei der Entl., 43 Tage n. d. Oper: Glänzend erholt, Sprache sehr gebessert. Hemiplegie nahezu geschwunden. Kann, geführt, gehen, etwas lesen und schreiben.
15.	L. Scheitelbeingegend. Hirnprolaps, daneben Hirnausfluß.	Benommen, spricht u. antwortet nicht. Keine Herderscheinungen.	16 Stunden nach der Verw.	Einige Tage nach der Operat. fällt Parese des r. Armes u. Beines auf, beides geht im Laufe der Nachbehandlung zurück. Sehr langsame Wiederkehr d. intellektuellen Funktion. Zeitw. Fazialiskrämpfe r. Bei der Entlass., 20 Tage nach d. Operation: Wunde geheilt. Eigenartig. psychisches Verhalten. P. immer heiter, lacht viel, spricht wenig, versteht anscheinend nicht alles. Kann richtig vorlesen u. schreiben.
16.	Hinterhauptsgegend, quer üb. Mittellinie. Granatsplitter. Hirnausfluß.	Stark benommen. Deutl. Herderscheinungen nicht nachzuweisen. Gesichtsfeldprüfung unmöglich.	14 Stunden n. d. Verw. Muß wegen Sinusblutg. abgebrochen werden.	Tampon schichtweise entfernt, am 8. Tage vollständig. Keine neue Blutung. Während der Nachbehandlung starker Hirnprolaps, nur unvollkommen zurückgehend. Mehrmals Knochensplitter unter Eiterung abgestoßen. Zeitweise etw. Liquorfluß. Nach 37 Tagen aus äußeren Gründen in leidlichem Befinden transportiert.
17.	L. Scheitelbeingegend. Infant.-Schuß. Hirnausfluß.	Leicht benommen. Parese am r. Arm u. Bein. R. mäßiger Fußklonus.	7 Stunden nach der Verw.	Sofort nach Erwachen aus der Narkose Besserung all. Störungen. Heilverlauf völlig ungestört. Bei d. Entlass. nach 25 Tagen: Wunde völlig geschloss. Schwäche im r. Arm. Andeutung von Spasmus im r. Bein. Keine Beschwerden.

Fall	Wund-verhältnisse	Wesentlichste nervöse Symptome	Operation	Befund
18. (oben ausführlich beschrieben)	Gegend des l. Tuber parietale. Minensplitter. Hirnausfluß.	Patellarreflexe beiders. lebhaft. Mehrmals Erbrechen.	19 Stunden nach der Verw.	Wundverlauf vollkommen ungestört. Gegen Ende der ersten Woche vorübergeh. Störung im Befinden. Bei d. 20 Tage nach d. Oper. erfolgenden Entlassung: Wunde völlig geheilt. Keinerlei Ausfallserscheinung. Außer Kopfschmerzen k. Klagen.

Hierzu noch einige Bemerkungen, zunächst über die Todesfälle.

Im Falle 1 lag der Verwundete mehrere Tage, wahrscheinlich ganz unversorgt, auf dem Schlachtfeld. Bei der Operation war bereits eine eitrige Meningitis festzustellen.

Fall 9 verlief trotz der Ausdehnung der Verletzung zunächst überraschend gut. Vermutlich hat erst die Liquorfistel eine sekundäre Infektion vermittelt, da der Exitus erst 11 Tage nach der Operation eintrat und die bei der Sektion gefundene Meningitis sicher sehr jungen Datums war.

Im Falle 13 — übrigens der einzige Fall, bei dem sich nach primärer Wundrevision ein typischer Rindenabszeß entwickelte, — hat Verletzung und Operation den tödlichen Ausgang höchstens indirekt veranlaßt, da Patient fast 4 Wochen nach der Operation einer frischen katarrhalischen Pneumonie erlag. Bei der Sektion erwies sich die Hirnwunde nahezu ausgeheilt. Keine eitrige Einschmelzung, kein Abszeß, keine Meningitis. Das langdauernde Krankenlager hatte aber den Patienten doch so geschwächt, daß er der akut einsetzenden Lungenentzündung nicht widerstehen konnte.

Die übrigen Fälle wiesen fast alle einen ungestörten Heilverlauf auf. Dabei handelte es sich mehrmals — namentlich in Fall 2, 12, 14 — um sehr ausgedehnte Zertrümmerungen am Schädelknochen und Gehirn, die den sicher vorhandenen Infektionserregern ohne die Operation außerordentlich günstige Entwicklungsmöglichkeiten geboten hätten. Dieser wohltätige Einfluß der Operation wird auch deutlich durch Fall 16 illustriert, bei dem die Sinusblutung zum Abbruch der unvollendeten Operation zwang. Die Folge war eine Reihe von Störungen, die nach gehörig vollendeter Operation wohl kaum eingetreten wären.

Die in meinen Fällen beobachteten anderweitigen Komplikationen sind aus der Tabelle zu ersehen.

Tabelle II. Operierte Prellschüsse. (Fall 19—27).

Fall	Wund-verhältnisse	Wesentlichste nervöse Symptome	Operation	Verlauf
19.	Grenze zwisch. Schläfenbein u. Hinterhauptsbein l. Inf.-Geschoß. II. Grad.	Etwas somnolent. Ausgesprochene Peroneuslähm. r.	3 Tage n. der Verw. Dura unverletzt.	Wunde muß wegen oberfl. Infektion geöffnet werden, heilt per granulationem. Am 10. Tage nach d. Operation fängt Peroneuslähmung an zurückzugehen, ist bei der Entlassung nach 45 Tagen völlig geschwunden.
20.	L. Scheitelbeingegend. Schrapnellkugel II. Grad.	Keine Lähmungen; im Laufe der Beobachtung zeitweise mäßige Pulsverlangsamung.	Wegen ständiger Eiterung nach 17 Tagen operative Entfernung des nekrotischen Knochenstücks.	Normaler Heilverlauf. Entlassung nach 12 Tagen. Keinerlei Beschwerden.
21.	L. Schläfe. Inf.-Geschoß. II. Grad.	Somnolent. Keine Herderscheinungen.	Nach 2 Tag. Dura nicht verletzt, gespannt, bläul. durchschimmernder subduraler Bluterguß.	Sehr langsame Erholung. Entlassung nach 28 Tagen. Wundheilung war durch Erysipel kompliziert.
22.	L. Scheitelgegend. Granatsplitter. II. Grad.	—	Nach 2 Tagen. Dura nicht verletzt.	Völlig ungestörter Heilverlauf. Kann schon nach 8 Tagen in bestem Befinden entlass. werden.
23.	Vorderkopf, etwa Mittellinie. Granatsplitter. III. Grad.	—	Nach 24 Stunden. Dura verletzt. Gehirn oberfl. lädiert.	Wundheilung befriedigend. Bei der Entlassung n. 15 Tagen Wunde an der Tamponstelle noch oberflächlich offen. Keine Beschwerden.
24.	L. Scheitelbeingegend. Granatsplitter. III. Grad.	—	Nach 26 Stunden. Sinusblutg. Op. kann unter Kompression beendet werd.	Tampon nach 8 Tagen entfernt. Keine neue Blutung. Wundheilung normal. Bei der Entlassung n. 18 Tagen Klagen über Schwindel und Kopfschmerzen, bes. nachts.

Fall	Wund-verhältnisse	Wesentlichste nervöse Symptome	Operation	Verlauf
25.	L. Scheitelbeingegend, hart an Mittellinie. Schrapnellkugel. II. Grad.	Parese des r. Beines, am stärksten am Fuß, der ganz gelähmt ist.	11 Stunden nach der Verw. Dura nicht verletzt.	Wundheilung ungestört. Lähmung geht nur unvollkommen zurück. Bei der Entlassung 12 Tage nach der Operation: R. Bein spast.-paretisch, bes. Unterschenkel und Fuß. Steigerung aller Reflexe, starker Fußklonus. Beim Gang typischer Spasmus r.
26.	L. Scheitelbeingegend. Inf.-Geschoß. III. Grad. Hirnausfluß.	Motorische Aphasie.	13 Stunden nach der Verw. Dura verletzt.	Wundverlauf ungestört. Am Tage nach der Operat. fällt eine bis dahin nicht beobachtete Schwäche der r. Hand auf. Sprachlähmung bildet sich deutlich zurück. Bei der Entlassung 22 Tage nach der Operation: Sprache bis auf geringe Unsicherheit normal. In der r. Hand immer noch weniger Kraft a. l.
27.	R. vordere Scheitelbeingegend. Granatsplitter. III. Grad. Hirnausfluß.	Etwas benommen. Keine Herderscheinungen.	30 Stunden nach der Verw. Starke Blutung a. der Tiefe.	Nach vorübergehender Besserung 2 Tage nach d. Operation Exitus letalis. Aus dem Sektionsprotokoll: Hühnereigroße hämorrhag. Erweichungshöhle im recht. Stirnlappen m. Durchbruch in den r. Seitenventrikel. Keine Knochensplitt. z. find.

Fall 27, der einzige Todesfall dieser Gruppe, zeigt, wie tief sich die Gehirnkontusion gelegentlich erstrecken kann. Da weder bei der Operation noch bei der Autopsie in der Tiefe Knochensplitter aufgefunden wurden, muß die bis zum Ventrikel reichende Erweichung der Gehirnsubstanz durch den in dieser Richtung sich fortpflanzenden Stoß bewirkt worden sein. Die Eröffnung des Ventrikels hat sich auch hier als verhängnisvoll erwiesen.

Tabelle III. Operationen bei anderen Schädelschußformen. (Fall 28—33).

Fall	Schußform, Wundverhältnisse	Wesentlichste nervöse Symptome	Operation	Verlauf
28.	Diametralsteckschuß. Einschuß an der l. Schläfe. Inf.-Geschoß. Hirnausfluß.	Zeitw. starke Fazialiskrämpfe r., später Fazialislähmung und Lähmung des r. Armes.	10 Tage n. der Verw. wegen mangelnden Eiterabflusses Wundrevision. Erweiterung des Einschusses.	18 Tage nach der Operation i sehr gutem Befinden ab transportiert. Lähmungen im wesentliche unverändert.
29.	Segmentalschuß durch Granatsplitter. R. Stirnhälfte. Starker Hirnausfluß.	Bewußtlos. Keine Herderscheinungen.	Am 4. Tage nach der Verw. Wundrevision.	11 Tage nach der Operatio unter meningitischen Er scheinungen gest. Sektions protokoll: Blutige Erwei chung im r. Stirnhirn. Eite rige Meningitis an Basis un Konvexität. Empyeme beider Stirnhöhlen
30.	Diametraldurchschuß im queren Schädeldurchmesser. Starker Hirnausfluß an Ein- u. Ausschuß.	Bewußtlos. Neurol. Untersuchung unmöglich.	Am 3. Tage nach der Verw. Wundrevision an Ein- und Ausschuß.	In der Nacht nach der Opera tion Exitus letalis.
31.	Diametralsteckschuß. Granatsplitter. Einschuß: Stirnhaargrenze, Mittellinie. Hirnausfluß.	Stark benommen. Keine deutl. Herderscheinungen	Am 4. Tage nach der Verw. Wundrevision.	6 Tage nach der Operatio Exitus letalis. Sektions protokoll: Durchschuß de l. Parietalhirns vom Gyru praecentralis, l. Seitenven trikel, Balken bis ins r Parietalhirn. Etwa in Bal kenhöhe steckt ein Granat splitter. Ausgedehnte blu tige Erweichung.

Fall	Schußform, Wundverhältnisse	Wesentlichste nervöse Symptome	Operation	Verlauf
2.	Segmentalschuß. Beide Stirnhälften. Granatsplitter. Hirnausfluß.	Stark benommen. Keine Herderscheinungen.	Einige Stunden nach der Verw. Wundrevision.	Zunächst leidliches Befinden. Erst 14 Tage nach d. Operation akut einsetzende Verschlimmerung, 2 Tage spät. Exitus. Aus dem Sektionsprotokoll: Große blutige Erweichung im r. und l. Stirnhirn. In den erweicht. Massen Knochensplitter, v. Eiter umgeben. Einbruch in d. r. Seitenventrikel. Meningit.
3.	Diametralsteckschuß. R. Scheitelbeingegend. Hirnausfluß.	—	2 Tage nach der Verw. Wundrevision, bei der d. Granatsplitter entfernt w. kann.	Ungestörter Wundverlauf. Bei der 10 Tage nach d. Operation erfolgenden Entlassung Wunde bis auf Tamponstelle vollständig geheilt. Außer gelegentlich geklagten Kopfschmerzen keine Beschwerden.

Fall 30 lag von vornherein desolat. Der operative Eingriff schien mir durch den starken Hirnausfluß an Ein- und Ausschuß indiziert zu sein.

Fall 29 und 32 bestätigen die schlechte Prognose der Segmentalschüsse. Zu der Schädigung der Gehirnoberfläche durch die meist ausgedehnte Knochensplitterung kommen eben noch die Zerstörungen im Bereich des Schußkanals, die operativ nicht beeinflußt werden können. Der Sektionsbefund im Fall 32 zeigt die unheilvolle Rolle, die zurückgelassene Knochensplitter spielen können. Auch hier verschlimmerte sich der bis dahin leidliche Zustand des Kranken erst mit dem Einbruch der Erweichung in den Ventrikel.

In den drei übrigen Fällen handelte es sich um Steckschüsse. Im Fall 33 trat das leider nicht sehr häufige glückliche Ereignis ein, daß der Granatsplitter bei der Wundrevision entfernt werden konnte.

Fassen wir die gesamten Resultate der operativen Behandlung noch einmal zusammen, so sind von 18 operierten Tangentialschüssen 15 geheilt und 3 gestorben, von 9 Prellschüssen 8 geheilt und 1 gestorben, von den übrigen 6 Fällen 2 geheilt und 4 gestorben. Die Fälle der letzten Gruppe fallen für die Beurteilung bis zu einem gewissen Grade aus, weil wir hier von dem operativen Eingriff an sich nicht allzu viel erwarten dürfen. Die Resultate in den beiden ersten Gruppen aber dürfen wohl als befriedigend bezeichnet werden. Ein gewisser mäßiger Prozentsatz wird auch bei diesen verhältnismäßig oberflächlichen Schädelschüssen der Schwere der Verletzung oder der nicht immer hintanzuhaltenden Infektion primärer oder sekundärer Genese erliegen.

Wenn ich die von mir entlassenen Patienten oben als geheilt bezeichnet habe, so verhehle ich mir nicht, daß bei dem einen oder anderen noch in der Folge Komplikationen eingetreten sein mögen, die den primären Erfolg ganz oder teilweise zunichte gemacht haben. Um festzustellen, wie weit dies tatsächlich der Fall ist, stelle ich zurzeit eine Nachforschung über das spätere Schicksal derselben an; über das Ergebnis wird seinerzeit berichtet werden. Schon heute aber möchte ich bei aller auch von mir empfohlenen und geübten Zurückhaltung in der Spätprognosenstellung vor einem zu weitgehenden, ungesunden Skeptizismus warnen. Die bisher vorliegenden Erfahrungen können nicht in vollem Maße als beweiskräftig angesehen werden, da erst in neuerer Zeit die operative Wundrevision in der Ausdehnung vorgenommen wird, die eine Entfernung aller störenden Fremdkörper einigermaßen verbürgt. Höchst bedauerlich wäre es jedenfalls, wenn man sich durch die oben angedeutete Erwägung etwa abhalten ließe, in den geeigneten Fällen die operative Wundrevision rechtzeitig und sachgemäß gründlich vorzunehmen.

Diesen 33 operierten Schädelschüssen steht eine mindestens ebensogroße Anzahl von Fällen gegenüber, bei denen ich nicht operativ eingegriffen habe, weil die vorliegende Schußform eine Operation nicht zu erfordern oder eine solche bereits aussichtslos schien. Es handelt sich also in dieser Gruppe um ganz verschiedenartige Fälle; da ich nicht beabsichtige, die ohnehin reichhaltige Kasuistik unnötig zu vermehren, möchte ich nur einige wenige Fälle, die gewisse Typen repräsentieren, kurz skizzieren.

Zunächst 2 Beispiele für oberflächliche, den Schädel nicht in ganzer Dicke aufreißende Schüsse.

Fall 34. J. O. Am 8. XI. 15 nachmittags $^1/_2$5 Uhr durch Granatsplitter am Kopf verwundet. Nicht bewußtlos, hat nicht erbrochen. Konnte, geführt, zum Truppenverbandplatz gehen. Von dort mit Auto abends 8 Uhr ins Feldlazarett.

Befund bei der Aufnahme: Patient bei Besinnung, völlig orientiert. Auf dem behaarten Kopf, drei Finger breit hinter der Stirnhaargrenze, ein Finger breit links von der Sagittallinie, Hautwunde. Nach Auseinanderziehen der Ränder sieht man, daß der Knochen oberflächlich lädiert, aber nicht in ganzer Dicke aufgerissen ist (Prellschuß I. Grades); Lumbalpunktat bluthaltig, Druck nicht erhöht. Neurologische Untersuchung ergibt leichte Steigerung beider Patellarreflexe, Achillessehnenreflex links gesteigert, hier auch Fußklonus, kein Babinski, keine Lähmungen. Im Röntgenbild an der Verletzungsstelle Knochenkontur unscharf, namentlich an der Innenfläche. Hier auch einige abnorme Schatten, vermutlich durch Knochensplitter erzeugt.

Verlauf bei konservativer Behandlung: Äußere Wunde heilt unter leichter Eiterung. Lumbalpunktat wird allmählich normal (s. Tab. IV). Nervöse Symptome im wesentlichen unverändert. In der zweiten und dritten Woche mäßige Pulsverlangsamung (50—60).

Befund bei der Entlassung am 14. XII. 15. Wunde völlig geheilt, ohne Verband. Patellarreflexe beiderseits lebhaft, links mehr als rechts, Achillessehnenreflex links stärker als rechts, kein Fußklonus, kein Babinski. Alle Bewegungen, Gehen und Stehen möglich; keine Kopfschmerzen, kein Schwindel. Augenhintergrund ohne Befund. Heimtransport.

Fall 35. K. G. Am 4. X. 15 abends 8 Uhr durch Infanteriegeschoß am Kopf verwundet. Nicht bewußtlos, hat bald nach der Verwundung erbrochen, ein zweites Mal im Laufe der Nacht. Gehör links sofort nach der Verwundung aufgehoben. Nach Anlegung eines Verbandes zum Hauptverbandplatz, von dort am nächsten Morgen ins Feldlazarett.

Befund bei der Aufnahme: Vollkommen bei Besinnung. Einschuß Mitte der linken Ohrmuschel, Ausschuß in gleicher Höhe am Warzenfortsatz, zwei Finger breit über dessen Spitze. Durch die Hautbrücke Knochenverletzung fühlbar. Blutung aus dem linken Ohr. Ausschuß wird durch Schnitt bis zum Ohrmuschelansatz erweitert. Ziemlich tiefe Rinne im Knochen, aus dem mehrere Splitter entfernt werden. Schädelkapsel nicht völlig eröffnet (Tangentialschuß I. Grades). Gehör links vollständig erloschen. Fazialis intakt. Patellarreflexe leicht gesteigert, sonst kein nervöses Symptom. Später vorgenommene Ohruntersuchung ergibt Trommelfellruptur.

Verlauf bei konservativer Behandlung: Wunde bleibt ohne Komplikation. Lumbalpunktat längere Zeit bluthaltig (s. Tab. IV); zeitweise ganz geringe Pulsverlangsamung.

Befund bei der Entlassung am 27. X.: Einschuß geheilt. Am Warzenfortsatz gut granulierende, oberflächliche Wunde. Fast völlige Taubheit links. Keine nervösen Symptome. Überweisung in eine Ohrenabteilung.

Der erste Fall war mir besonders interessant, weil hier die Knochensplitterung durch das Röntgenbild nachgewiesen werden konnte. Zur Operation sah ich in beiden Fällen keine augenblickliche Indikation; im letzten Falle, der bereits den Basisschüssen zugezählt werden kann, unterließ ich eine solche um so lieber, als hier die Gefahr der Kollision mit dem Gehörapparat bestand.

Die folgenden 2 Fälle betreffen Steckschüsse.

Fall 36. G. B. Am 20. II. 15 durch Infanteriegeschoß an der Stirn verletzt. Nicht bewußtlos, konnte, geführt, gehen. Nach Anlegung eines Verbandes mit Wagen ins Feldlazarett.

Befund bei der Aufnahme: Patient bei Besinnung. An der rechten Stirnhälfte, fingerbreit oberhalb der Augenbraue, markstückgroßer Einschuß. Genaue Inspektion der Wunde ergibt einen kleinen Einschuß am Knochen, in dessen Umgebung einzelne kleine Knochensplitter. Geringer Abfluß von Hirnbrei. Kein Ausschuß. Parese des linken Armes und linken Beines, Hirnnerven ohne Befund.

Verlauf bei konservativer Behandlung: Hirnausfluß sistiert bald. Die äußere Wunde reinigt sich schnell. Parese am Arm und Bein schränkt sich bedeutend ein. Mehrmals kommen klonische Krämpfe am linken Arm und linken Fazialis zur Beobachtung. Durch Röntgenaufnahmen wird festgestellt, daß in der Hinterhauptsgegend im Schädelinneren unmittelbar vor dem Knochen und etwas nach links von der Mittellinie ein leicht deformiertes Infanteriegeschoß steckt. Zur operativen Entfernung desselben wird Patient am 4. III. zum beratenden Chirurgen verlegt.

Das Geschoß hatte demnach hier nahezu das ganze Gehirn in dessen größten Durchmesser durchschlagen, ohne tödlich zu wirken. Der Fall nähert sich also den Diametraldurchschüssen, die erst seit Einführung der kleinkalibrigen Geschosse zur Beobachtung gelangen und deren Bekanntwerden seinerzeit großes Aufsehen erregte.

Fall 37. J. G. Am 8. XII. 15 abends 8 Uhr durch Minensplitter am Kopf verwundet. Sofort bewußtlos. Gegen Morgen mit Auto ins Feldlazarett.

Befund bei der Aufnahme: Patient in tiefstem Koma, auch durch lautes Anrufen nicht zu erwecken. Schnarchende, stertoröse Atmung. In der linken Scheitelbeingegend pfenniggroße Hautwunde. In der Tiefe derselben kleine Knochenöffnung ohne deutliche Splitterung. Geringer Hirnausfluß. Kein Ausschuß. Soweit an dem bewußtlosen Patienten festzustellen, scheint das rechte Bein gelähmt zu sein. Puls deutlich verlangsamt, sehr voll. Lumbalpunktat stark bluthaltig, Druck hoch; zwei Reagenzgläser voll abgelassen.

Verlauf: Ohne Rückkehr des Bewußtseins an dem der Aufnahme ins Feldlazarett folgenden Tage Exitus letalis.

Aus dem Sektionsprotokoll: Schußkanal im Gehirn verläuft durch die linken Stammganglien mit Eröffnung des linken Seitenventrikels zum oberen Wurm des Kleinhirns und in die rechte Kleinhirnhälfte, in der ein erbsengroßer Minensplitter steckt. Haematocephalus internus.

Hier handelte es sich von vornherein um einen trostlosen Fall. Schon die langanhaltende tiefe Bewußtlosigkeit war als übles Vorzeichen aufzufassen. Zu einem operativen Eingriff fehlte die Veranlassung, was auch durch die Sektion bestätigt wurde. Der Patient ist der Schwere der gesetzten Verwundung, der Ventrikeleröffnung und Kleinhirnverletzung, die beide meist schon allein den Exitus veranlassen, erlegen.

Zum Schluß möchte ich die Ergebnisse der Lumbalpunktion bei einigen Schädelschüssen in einer Tabelle zusammenfassen. Ich schicke voraus, daß stets in sitzender Stellung mit derselben Nadel punktiert wurde; die Einstichstelle lag in der Verbindungslinie beider Darmbeinkämme.

Tabelle IV.

Fall 17. Tangentialschuß III. Gr.	Am 1. Tage nach d. Verw. Liquor stark bluthaltig. Druck normal.	Am 6. Tage nach d. Verw. Liquor gelbl. Beim Stehen Blutspuren. Druck deutlich erhöht.	Am 11. Tage nach d. Verw. Liquor schwach gelblich, nach länger. Stehen brauner Fleck an der Kuppe. Druck normal.	Am 17. Tage nach d. Verw. Liquor vollst. farblos, setzt auch nach längerem Stehen nichts ab. Druck normal.
Fall 18. Tangentialschuß III. Gr.	Am 3. Tage nach d. Verw. Liquor deutl. bluthaltig. Druck nicht erhöht.	Am 7. Tage nach d. Verw. Liquor deutl. bluthaltig. Druck mäßig erhöht.	Am 12. Tage nach d. Verw. Liquor klar, farblos, setzt nichts mehr ab. Druck normal.	
Fall 26. Prellschuß III. Gr.	12 Stunden nach d. Verw. Liquor blutig, Druck normal.	Am 6. Tage nach d. Verw. Liquor gelblich, nach Stehenlassen fällt Blut aus. Druck deutlich erhöht.	Am 11. Tage nach d. Verw. Liquor farblos, setzt nichts ab. Druck anscheinend noch etwas erhöht.	Am 16. Tage nach d. Verw. Liquor farblos. Druck immer noch erhöht.
Fall 34. Prellschuß I. Gr.	Am 1. Tage nach d. Verw. Liquor bräunl., bluthaltig. Druck normal.	Am 7. Tage nach d. Verw. Liquor klar, farblos. Druck normal.	Am 13. Tage nach d. Verw. Liquor farblos. Druck normal.	

Tabelle IV (Fortsetzung).

Fall 35. Tangentialschuß I. Gr.	Am 5. Tage nach d. Verw. Liquor deutlich bluthaltig. Druck leicht erhöht.	Am 10. Tage nach d. Verw. Liquor bluthalt., erste Probe stärker. Druck mäßig erhöht.	Am 15. Tage nach d. Verw. Liquor bluthalt. Druck normal.	Am 20. Tage nach d. Verw Liquor leicht gelblich, setzt nichts ab. Druck normal.

GPSR Compliance

The European Union's (EU) General Product Safety Regulation (GPSR) is a set of rules that requires consumer products to be safe and our obligations to ensure this.

If you have any concerns about our products, you can contact us on ProductSafety@springernature.com

In case Publisher is established outside the EU, the EU authorized representative is:

Springer Nature Customer Service Center GmbH
Europaplatz 3
69115 Heidelberg, Germany

Batch number: 10105450

Printed by Printforce, the Netherlands